运动点图谱与针刺治疗纲要

Motor Point Index

为针灸师提供运动点定位与治疗指导

An Acupuncturist's Guide to Locating and Treating Motor Points

原　著　Matt Callison, M.S., L.Ac.

主　译　杜元灏

副主译　李桂平　冯志杰　石　磊　刘佳琳　曹江鹏　王海荣

译　者　（以姓氏笔画为序）

王海荣　石　磊　古　啸　冯志杰　刘佳琳　杜元灏　杜欣悦　李孟汉　李自刚

李桂平　杨子宇　张　曼　林悦欣　周奕珩　秦懿囡　曹江鹏　韩佳炜　魏晨曦

人民卫生出版社

·北　京·

Motor Point Index（MPI）中描述的任何方法或实际操作，都应由有执照、持证书或注册的针灸师按照适用于每种执业特殊情况的有关专业医疗标准来应用。尽管本书信息的准确性已被谨慎地确认；但作者和编辑对于本书（MPI）的错误、遗漏以及应用其中的信息所产生的后果均不承担任何责任。对于本书的有关内容，不做任何明示或有限的担保。

图书在版编目（CIP）数据

运动点图谱与针刺治疗纲要 /（美）马特·卡利森（Matt Callison）原著 ；杜元灏主译. -- 北京 ：人民卫生出版社，2026. 1. -- ISBN 978-7-117-39059-0

Ⅰ. R245.3-64

中国国家版本馆 CIP 数据核字第 2025ME8507 号

图字：01-2023-6018 号

运动点图谱与针刺治疗纲要
Yundongdian Tupu yu Zhenci Zhiliao Gangyao

主　　译：杜元灏
出版发行：人民卫生出版社（中继线 010-59780011）
地　　址：北京市朝阳区潘家园南里 19 号
邮　　编：100021
E - mail：pmph @ pmph.com
购书热线：010-59787592　010-59787584　010-65264830
印　　刷：人卫印务（北京）有限公司
经　　销：新华书店
开　　本：889 × 1194　1/32　印张：7.5
字　　数：199 千字
版　　次：2026 年 1 月第 1 版
印　　次：2026 年 3 月第 1 次印刷
标准书号：ISBN 978-7-117-39059-0
定　　价：78.00 元
打击盗版举报电话：010-59787491　E-mail：WQ @ pmph.com
质量问题联系电话：010-59787234　E-mail：zhiliang @ pmph.com
数字融合服务电话：4001118166　E-mail：zengzhi @ pmph.com

主译前言

随着现代科学与针灸学的不断融合和发展，许多新的有益于针灸临床的知识也日益丰富起来，诸如肌筋膜激痛点、肌筋膜经线以及肌肉运动点等。本书正是有关肌肉运动点知识方面难得的一部专著。

根据 2014 年（中国）全国科学技术名词审定委员会公布的物理医学与康复名词（《物理医学与康复名词》第 1 版）的定义，运动点（motor point）是可引起神经肌肉兴奋的刺激阈值最小的刺激位点。在人体表浅部位都有运动神经与肌肉接受最小电流刺激而产生兴奋的对应点。在《神经病学名词》中，对运动点的定义为“肌肉进行电刺激时，用最小的刺激强度和最短的刺激时限就可以引起肌肉收缩的位置”。一般而言，运动点对应的解剖位置为进入肌肉的运动神经纤维末梢处。实质上，在经皮神经肌肉电刺激治疗中，部分会涉及浅表层骨骼肌及运动神经，如电流除直接刺激感觉神经纤维外，也可能会直接激活运动神经（运动神经元轴突或肌肉内轴突分支的激活）或肌肉纤维，而引发可见和有效的肌肉收缩，用于预防肌肉萎缩、增强肌力（如术后康复、运动损伤恢复）或辅助呼吸训练（如膈肌激活）。但是，这种疗法本身由于应用的是电极片，无法达到精准的运动点（运动神经纤维）刺激，而且对深层肌肉的运动点也难以进行刺激。肌电图检测确实会涉及肌肉运动点，这些点指的是神经在肌肉上的接触位置（神经肌肉接头），电极需要精确放置在这些点以记录有效的电活动信号；神经传导测定时，刺激电极放置在神经干上，记录电极则固定在肌肉运动点，以评估神经信号到肌肉的传递效率。但是，将肌肉运动点作为精确的治疗位点则是近年才兴起的方法。

近年来，刺激肌肉运动点疗法在康复实践中被广泛采用，最主要的适应证包括肌肉无力、术前强化干预、提高运动员竞技成绩等。临床实践显示，针刺运动点可促进肌肉收缩，改善其新陈代谢，以恢复或保护长期失用的肌肉质量和功能。术前强化干预，即预康复，就是术前采取一系列措施，以增加患者的功能储备，使患者能更好地承受手术应激的过程，达到减少围手术期应激反应，降低术后并发症发生率和死亡率，缩短住院时间，减少住院费用的目的，这一作用也受到越来越多的关注。通过针刺运动点，还可强化肌肉的收缩能力和肌肉动员能力，提高运动表现，同时对于肌肉疲劳有缓解作用。针刺运动点还可治疗由于肌肉的力学失衡引起的运动与感觉障碍或异常类疾病，包括一些痛症。所以，对运动点采用针刺治疗具有重要的临床意义。

然而，迄今为止尚未看到国内有一部系统论述肌肉运动点定位的专著，当我在查阅文献时欣喜地看到了美国运动医学专家 Matt Callison 先生编写的这本有关运动点的专著，阅读完后便有将其译成中文的想法。据说他花了 2 年多的时间，以针灸针为探针，通过电诊断方法对人体 129 块肌肉的运动点给予了精确定位，并有针刺操作和适应证等知识的论述，足见其工作的认真与艰辛。

本书总体内容上主要包括背景与理论、运动点的针刺技术及运动点应用（按肌肉区域划分）几个部分。书中对 129 块肌肉的运动点分别从肌肉的主要作用、神经支配、运动点位置（包括定位、针刺操作）、拮抗肌、适应证及相关的华佗夹脊穴几个方面进行论述。在充分尊重原著内容的基础上，为符合我国读者的阅读习惯，在翻译中我们对于每块肌肉运动点内容的描述方式和条目顺序作了适当调整。如将原书中每块肌肉名称后直接连接描述肌肉作用的文字分开处理，专列了一个肌肉的[主要作用]条目，这样在体例上会更规范、更醒目；原著中将有关的华佗夹脊穴列为第一个条目，我们将其调整为最后一个条目，因为将其列为第一个条目显然冲淡了运动点的中心内容。另外，由于本书对于运动点的定位，采用了传统针灸学的骨度分寸法，部分内容涉及传统针灸穴位的位置，为了适应非针灸专业人士的应用，我们对于相关部位的骨度分寸、传统穴位定位在必要的情况下也作了补充说明；在针刺深度上原著采用了英寸单位，这也让国内读者感到很不方便，因此，中文版将其换算成厘米进行标注；另外，作为肌肉运动点的论著，每块肌肉的起止点也是最基本的知识要点，本次也以附注的形式对原著中缺如的内容进行了补充。

总之，本书是目前介绍运动点知识较全面、系统的一部专著，值得国内针灸同道以及从事运动医学与康复医学等专业的学者学习和借鉴。针灸作为外治法，选择适当的体表刺激点是提高疗效最为重要的一环。肌肉运动点的精确定位，无疑为丰富针灸学的腧穴学知识体系作出了贡献，为我们治疗相关疾病提供了新的思路。有趣的是，在 129 块肌肉的 165 个运动点中，有 52 个运动点与中医针灸学的腧穴（经穴 31 个，经外奇穴 21 个）位置相重叠，重叠率达 31.52%；这也为扩大这些穴位的主治范围提供了理论依据。针灸学要发展、要创新，要善于将现代科学理论与知识融入其中，将针灸的疗效推向极致，更好地服务于患者。任何带着学科标签地认为针灸只能坚持传统的观点都是浅薄的，正如本书的序言中所云：现在该是我们摒弃偏见的时候了，这样就能聚焦于我们的首要目标——患者的健康福祉。这也是我们翻译这本书的初衷。

书中如有翻译上的不足，敬请各位读者批评指正。

杜元灏

2025.7.26

主译简介

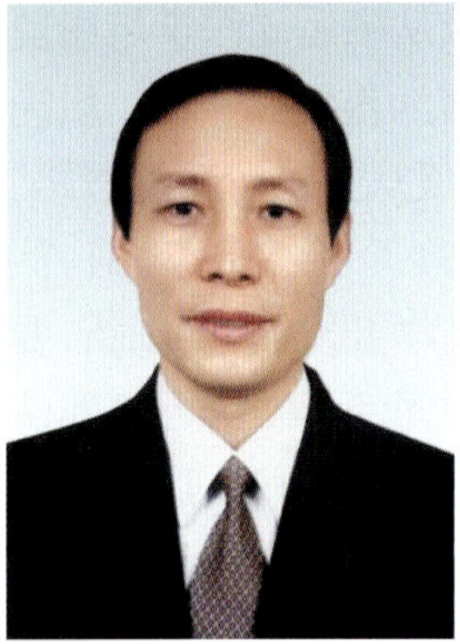

杜元灏，医学博士，二级教授，一级主任医师，博士研究生及博士后导师，天津中医药大学针灸标准化研究所及郭霭春医史文献研究所副所长，天津中医药大学首席教授，天津市特聘教授、滨海学者，天津市名中医，陕西省“百人计划”高层次人才入选者，天津青年科技奖获得者。兼任中国针灸学会理事、结构针灸专业委员会主任委员、新九针专业委员会副主任委员、学科与学术工作委员会委员；被聘为中国工程院咨询专家、国家出版基金评审专家；历任全国针灸研究中心副主任、天津市针灸研究所副所长、针灸部副部长、科研处处长等职务；曾作为中组部派遣的援藏干部赴昌都市人民医院工作，担任副院长；曾任天津市第12、13届政协委员，中国针灸学会脑病科学专业委员会秘书长、刺法灸法分会副主任委员。

首创“针灸病谱”“循证等级针灸病谱”及“效能等级针灸病谱”概念，并建立了16个系统532种针灸病谱；在针刺治疗中风的研究中，发现急性期脑表面血管的异常舒缩运动现象，并命名为“高速无效/低效振荡现象”，提出了“微血管枢纽学说”。率先提出针灸学分为传统针灸学与现代针灸学两大分支，通过集成创新初步构建了现代针灸学的“三线三面”理论框架与知识体系。首次提出将传统经络系统解构为“脉系”、“经系”与“筋系”三大子系统，分别重构其知识域及临床诊疗维度。先后主持国家及省部级科研项目20余项，获省部级科技奖20余项。主编全国规划教材5部，主编专著12部，主译专著3部，发表学术论文300余篇。

原著序一

作为一名中医学教师，我经常会遇到一些学生有这种想法，即只想寻求学习那些所谓“最古老”的流派或理论。我也曾目睹了中医和印度阿育吠陀医学从业者们之间展开的辩论，争论究竟哪个体系更古老，因而也会更有效。这种想法总会令我有些伤感，因为它把中医看成了僵化的传统（知识），失去了发展和进步的可能。然而，正如任何一位患有关节退行性病变的病人都会告诉你的情况那样，“老”未必意味着自然而然就是更好的。我们必须采老年之智，取青年之盛（即将年长的智慧与年轻的活力结合起来）。这种融合的一个例证，就是将传统的“阿是穴”概念进行扩展，使其涵盖了现代生物医学对运动点的理解。这项技术的疗效令我欣慰地证实：中医依然充满生机。

纵观中医学在其发展的整个历史进程中，始终有能力吸收新的思想、技术和理论范式，如五行（学说）与八纲（辨证）相结合，经络学说也与传统中医基本理论融为一体。

这种融合能够使中医提升疗效，并适应新的环境。同时它还鼓励中医学应充分利用那些富有深刻见解的从业者的智慧贡献，因为他们既拥有丰富的临床经验，又能提出一些富有创新性的理念。马特-卡利森（Matt Callison）正是其中一位这样的从业者。

这种运动点技术的开发需要大量的耐心观察和详尽的实践经验记录，而这一切都必须建立在对人体力学结构的深刻理解之上（才能完成）。马特完全有资格从事这项工作。他专注于骨科疾病治疗，积累了大量的临床实践，并且对骨科相关的解剖学与病理生理学（无论是现代生物医学体系还是中国传统医学体系的相关知识）都具备深厚的专业知识。他还是一位广受欢迎的讲师，他已磨炼出了清晰表达的能力，这在其对运动点的阐释中已展露无遗。最重要的是，他致力于拓展中医学，吸纳这些新方法，使中医学和西医学（现代生物医学）从业者都受益。他的见解不仅对针灸师大有裨益，而且对理疗师、运动训练师和骨科医生也同样具有重要价值。

我发现，将现代生物医学评估方法与传统中医诊断技术相结合，用于诊断骨科病症，具备这种能力有极其重要的临床价值。此外，若能识别诸如经络受累等各种相关因素，并能精确定位骨科病变部位，以准确地指导治疗，则可获得尤为显著的疗效。当然，平衡病变部位周围肌肉结构的张力和紧张度也至关重要。本书的运动点技术将使治疗师能够实现这一目标。如同所有优秀的中医技法一样，这是一种非常好的平衡治疗手段，既能缓解肌肉紧张和痉挛，亦有助于增强（肌力不足）肌肉的力量。

我建议所有治疗骨科疾病的从业者，通过将这种运动点治疗技术融入临床实践，来拓展自身对东西方治疗技术的理解。马特对运动点确切位置的详细描绘，加上对针刺方法、运动点适应证以及相关华佗夹脊穴部位所分布的脊神经节段的清晰描述，将有效帮助从业者实现这一目标。

许多针灸师在施针时都会刻意寻求“得气”感，即针刺反应。当针刺引发肌肉抽动时，医者常会感到欣喜，因为这通常预示着患者对治疗产生了积极应答（即取得积极成效）。中医理论强调“气血贵在畅通循环，切忌瘀滞”。这种肌肉运动反应一无论是从神经学角度解读，抑或从“以太”（曾被认为是一种充满空间、传播光波或其他能量的极细微介质，是一个超越普通物理的微妙概念。译者注）相关的角度（即更精微的能量层面）来理解，都明确标志着能量流动的恢复。临床实践表明，针对运动点的治疗确能有效地调动更多的能量流动。

太平洋东方医学学院
东方医学系主任
Alex Tiberi，L.Ac.
（杜元灏 译）

原著序二

“东方是东方，西方是西方，两者泾渭分明”。

这句名言出自诗人吉卜林的作品。他为何如此说？他当时可曾想到针灸了吗？毛泽东主席曾言：“东风必将压倒西风。”是否在暗示针灸有朝一日终将在美国普及？

我们总是热衷于给各类学科贴上标签，反而忽视了这些庞大知识体系存在的真正意义。我们目睹过聪慧过头的学者和科学家们，通过给彼此的实践流派冠以名号，在象征意义上将对方置于死地而后快。

10 年前，我完成了对医学针灸的初步学习。当时令我困惑的是，针灸的研究与实践并非局限于某个单一形式或学科。

随着美国针灸的兴起，我看到了一种全新的针灸疗法正在崭露头角。在这个循证医学的时代里，马特·卡利森（在临床中）长期致力于多种形式的研究和学术探索。凭借这种锲而不舍的努力耕耘，卡利森已成功地将针灸、中草药和手法治疗进行有机整合，集成为一种创新性的治疗模式，(这种创新性的综合医疗模式）能够满足每位患者的个体需求。

此外，卡利森还成功地将东方与西方针灸技法相融合。通过应用运动点和触发点的理论体系，他成功地创立了一种新的针灸模式。作为一名针灸医学从业者，我对以下术语有着深刻的理解和认同：运动点、阿是穴、徒手肌力测试、主动肌和拮抗肌。

我满怀热情地接纳这一诊疗范式以及其配套的术语体系。

现在该是我们摒弃偏见的时候了，这样就能聚焦于我们的首要目标——患者的健康福祉。

马特·卡利森的《运动点索引》和《运动点与针灸经络图》，无疑是我们不可或缺的宝贵工具，能够帮助从业者实现提升患者满意度的目标。

愿此书为同道们带来愉悦的阅读时光，敬请享用！

华盛顿州西雅图市罗斯福医疗中心
Amoy A. Ng　医学博士
（杜元灏 译）

原著前言

——为针灸师完善运动点的定位

当我第一次听到运动点概念（即运动神经进入肌肉的入口部位），那还是在圣地亚哥州立大学学习运动医学的时候。正如许多运动医学课程中所教授的那样，电刺激肌肉有助于重新训练因受伤或手术后肌肉抑制而丧失的神经肌肉功能。为了达到这一目的，常需使用经皮神经电刺激仪（TENS），并配备 2 片或 4 片电极贴片。例如，教练员常将一块大约 2 英寸 × 2 英寸（1 英寸=2.54cm）大小的电极片放置在主动肌运动点上；另一块相同尺寸的电极片则沿着同一条神经通路置于该运动点的近端或远端，或放置在拮抗肌运动点上；随后使电流通过受伤的肌肉，以达到促进其康复的效果。

作为一名培训师，我在实践中运用这种方法取得了一定成效。而作为一名运动医学针灸师，我想到了几个问题：首先，如果用导电材料（如不锈钢针灸针）替代电极片，并将其直接刺入运动点（进行电刺激），会产生怎样的治疗效果？其次，针对精确定位的运动点进行针刺刺激，是否能提升治疗效果？最后，考虑到既然我所使用的工具从电极片变为一根细针，这样是否有可能借此而更精准地确定运动点的确切位置以便进针？为了解答并验证这些问题，我需要专门针对针灸师完善有关精确定位运动点位置的问题。

为了精确地确定人体骨骼肌运动点的位置，我参考了 25 项不同的有关（运动点的）肌电图研究的资料。为准确定位运动点（被定义为肌肉中电阻最低的位点），我使用了配备有 8mm 直径的标准探针的电子神经肌肉刺激仪，并施加间断直流电刺激进行测定。针对每个运动点的参考区域，都分别进行电刺激，直到我以最小的电流刺激获得肌肉抽搐为止。我记录了每个运动点的位置，并逐一与其他 5 个模型进行相互参照，以确定可靠性。由于运动神经入口，即运动点，直径一般不超过 1/4 英寸（7mm），因此，我花费了两年多时间精心绘制出了 128 个肌肉运动点的精确位置（实质上内容包括了 129 块肌肉，译者注），这些运动点分别被收录于本书《肌肉运动点索引》（MPI），以及《运动点与针灸经络点图表》和我的著作《运动医学针灸》之中。

在我的临床实践中发现，采用更精准的运动点定位进行针刺治疗，相较于单纯使用传统穴位或其他阿是穴，这种方法能更有效地提升关节活动度，帮助患者恢复肌力，并加速其重返运动及日常生活的进程。多年来，随着我对运动点认识的不断加深，我发现将运动点这个特殊的阿是穴置于经络理论的框架下运用，正是一种中医先贤们会立刻认可的治疗策略。数个春秋，我在临床实践中运用这些运动点定位取得了极大的成功，因此，我强烈建议同道们将运动点疗法融入您的所有肌肉骨骼损伤的治疗策略之中。

马特·卡利森

（杜元灏 译）

目录

第1章

总　论

一、背景和理论：充分发挥中医和运动点的作用

（一）运动点：独特的阿是穴

任何急性或慢性的骨骼肌损伤，无论其是否表现出实证或虚证型，都会在其主要的经络路径上及其经外有关部位显示出许多阿是穴（Ashi point）。例如，当腰部扭伤时会在受伤部位或其邻近区域出现许多与疼痛直接相关的阿是穴。在面对骨骼肌疼痛时，医生可能会首先考虑到用阿是穴来治疗。一个常见的属于实证的阿是穴，即激痛点通常被定义为在肌肉中出现的高度敏感（易被激惹）的点，它可引发一种特征性的引传痛或压痛现象[1]。激痛点不仅存在于肌肉组织中，也可能出现在肌腱、韧带、筋膜、关节囊甚至骨膜等部位[2]。尽管针对激痛点进行治疗是缓解疼痛的合理选择，但从长远康复角度来看，它可能并非最佳方案。当个体遭受损伤或患有肌肉骨骼疼痛时，身体上往往存在多个激痛点。若通过治疗所有与疼痛模式相关的阿是穴（包括激痛点）来过度刺激身体，可能会导致施针者使用过多的针具。这不仅可能加剧患者的疼痛与痛苦，而且还显得这是一种没有重点的治疗，且可能不太有效的治疗策略。

然而，选择一个特定的阿是穴即运动点（该点位于肌肉中央，即运动神经进入肌肉的部位）进行治疗，对肌肉电活动具有最强影响力，因而对疼痛改善的效果也最为显著。从中医视角看，这意味着刺激运动点可直接影响到气血的运行。医师根据辨证选用不同的针刺手法，通过补虚或泻实，以缓解疼痛和恢复肌肉功能。这些结果已在针灸治疗骨骼肌疼痛的研究中得到证实，即通过单独应用针刺运动点的治疗，不仅能缓解肌肉疼痛，并可同时减轻运动点和激痛点的压痛[3]、[4]。此外，通过徒手肌力检测（MMT）结果显示，运动点治疗显著增强了受累肌群的肌力，并经标准化的角度计测量结果显示，受累肌群的活动范围（ROM）显著增加[4]。

应用运动点治疗疾病的方式主要包括三种方法。对于中医从业者而言，当主动肌和拮抗肌之间的功能关系出现失调时，肌肉骨骼的损伤可被视为反映了阴阳失衡。利用运动点治疗损伤的首要方法之一，就是在受累及的主动肌及其配对的拮抗肌上应用局部运动点。第二种方法是选用支配（损伤肌肉）的脊髓节段相应的运动点——即中医针灸学所称的华佗夹脊穴。这种方法常结合应用主动肌与拮抗肌的运动点来协同治疗肌肉损伤。第三种方法则选用一些经验性运动点，这些运动点业已经临床验证对其远端部位的骨骼肌系统疼痛以及相关器官系统病变有治疗效果。与激痛点不同，经验性运动点可直接缓解远端部位的疼痛，而不像激痛点在按压触诊或针刺时可向远端部位引发出引传痛（或牵涉痛）。为发挥最佳疗效，该方法常与前述两种方法联合应用。

为了帮助从业人员制定应用运动点的治疗策略，快速而全面地处理急慢性骨骼肌损伤，阐明运动点之所以高效的根本机制就显得十分重要。这需要从西医学和中医学阴阳理论双重角度，深入理解肌肉失衡及其对肌梭的影响。

由急慢性损伤导致的肌梭（肌肉纺锤体）功能障碍，会改变主动肌与拮抗肌对［指完成某个动作时协同作用的肌肉群，如屈肌（主动肌）与伸肌（拮抗肌）。译者注］之间以及其与中枢神经系统（CNS）的信息沟通，本文将探讨针灸如何恢复主动肌与拮抗肌对之间及其与中枢神经系统的双向信息沟通功能。随后，我们将继续考察与支配相关主动肌和拮抗肌群的脊髓神经节段水平相一致的华佗夹脊穴（位置），并揭示这些穴位如何参与中枢神经系统（CNS）的反馈环路。

最后我们将讨论为什么所选的阿是穴即生物医学中的运动点，是重置功能失调的肌梭和解决肌肉骨骼损伤的最佳选择；以及为何将主动肌与拮抗肌群的运动点与相应的华佗夹脊穴协同使用，能够显著提高治疗的远期疗效(指治疗后经过一段时间仍能保持稳定或持续成功的概率。译者注)。

(二)肌肉失衡、肌梭与阴阳理论

经络者,所以行血气,营阴阳,濡筋骨,利关节者也[5]。

正如自然界的和谐取决于阴阳之间的平衡一样,人体的运动也依赖于主动肌群和拮抗肌群之间的平衡,二者共同支持并活动身体的关节。在观察肌群时,原动肌群(激动肌或主动肌群)和对抗肌群(拮抗肌)之间的关系反映了阴阳的互动,在这种关系中,既相互对立而又相互依存的两股能量必须相互平衡与调节,方能达成稳态。肌肉在收缩时,缩短属于一种阳性作用,其拮抗肌的肌纤维则被动拉长(或松弛),属于阴性的作用。以肘关节屈曲为例,属阳的主动肌为肱二头肌,其收缩时肌纤维缩短使前臂向肩部靠拢。而在手臂对侧,属阴的拮抗肌肱三头肌则被动拉长,以对抗肱二头肌的运动。二者通过平衡互动维系着正常的功能活动,体现着阴阳调和的健康状态。当这种力量对比失衡时,正如阴阳失调一样,骨骼肌肉系统便易受到损伤。

肌梭是高度特化的感觉感受器,广泛分布于骨骼肌中,是构成人体本体感觉系统的主要组成部分。作为神经系统负责运动觉感知的部分,本体感觉系统在外周与中枢神经系统之间形成一个关于身体运动和关节位置的信息传递回路,即传递正常运动以及疼痛或损伤的信息。肌梭(纺锤体)由一束 3~10 条被称为梭内肌纤维组成,这些纤维直径较小,且长度远短于周围更粗大强健的骨骼肌(被称为梭外肌纤维)。肌梭嵌于梭外肌之间并与之平行排列,常见长度范围为 2~4mm[6]。肌梭通过本体感受能精确感知自身在伸长或缩短前的原始长度。它能感知长度变化的幅度与速度,并在停止运动时能确认其所处的新位置。当肌肉运动时,肌梭随梭外肌纤维同步滑动,并通过自我比对来持续检测、评估、反馈并重置所在肌肉的长度,以此不间断地设定肌肉张力[7-9]。

肌梭通过被称为简单牵张反射的神经反射弧来持续调节肌张力。该反射可通过髌腱反射测试进行演示，即当用叩诊锤刺激髌腱时，股四头肌的梭外肌纤维和梭内肌纤维被拉长，导致肌梭兴奋并作为信息报告站，向中枢神经系统传递肌肉拉伸的程度和速度信息。这种兴奋效应会刺激中枢神经系统产生（在性质上属于阳的）反射性股四头肌收缩，使膝关节的伸展动作在仅 20~40ms 内完成[10]。肌梭不仅负责刺激主动肌，还向配对的拮抗肌传递辅助信息，以促使其放松，这种在性质上属于阴的反应，被称为交互抑制。“交互”指主动肌与配对的拮抗肌之间的互补关系，确保协调流畅的运动得以实现。例如：当伸肌收缩时屈肌会放松；同样当屈肌收缩时伸肌则会放松。

（三）肌梭功能障碍

Irvin Korr 博士对肌梭及其与肌肉失衡的关系进行了广泛研究，他解释说：“肌梭是导致关节活动范围缩小的主要原因，这是由于重复性活动引发的肌肉单侧主动收缩，从而牵拉关节向单侧偏移”[11]。他认为肌梭功能障碍会引发反射性痉挛，导致肌肉缩短，抑制并削弱对抗肌群的功能，使关节无法恢复到中立位。若未能纠正单侧重复性活动或姿势失衡问题，这种情况可能引发后续的损伤风险。

关于肌肉失衡状态下肌梭信号传导的生理机制，具体表现为：当肌肉长期处于短缩状态时，其内部肌梭的神经信号传递功能减弱，同时持续向拮抗肌群传递抑制性指令（即交互抑制效应），迫使拮抗肌放松[12],[13]。换言之，这种异常的神经调控表现为短缩肌肉的肌梭不仅减少向中枢神经系统（CNS）发送的自主信号，还同步抑制对抗肌群的活动，从而加剧肌肉失衡状态，最终显著增加运动系统损伤的易感性。

肌梭也可能因急性创伤愈合不良而发生功能障碍。不同程度的肌肉骨骼损伤，从严重的组织创伤到轻微的意外损伤，都会导致软组织纤维撕裂，并引发粘连和水肿。肌肉组织撕裂会使液体积聚在肌梭与梭外肌纤维之间，形成液体压力。这会影响肌纤维之间为完成协调运动而产生的相对滑动能力，破坏肌梭正常运作的功能，从而导致本体感觉传导的中断[14]。有研究指出，股内侧肌（尤其是位于 SP10 血海穴部位的斜行纤维）在受伤后，由于局部瘀伤和肿胀影响本体感觉系统，其功能抑制程度高达 60% 之多[15]。

作为本体感受器，肌梭将信息传递至中枢神经系统，而中枢神经系统则通过脊神经将信息传回外周组织，形成沟通环路。然而，功能异常的肌梭既向其交互配对肌（拮抗肌），同时其亦会向中枢神经系统传递失真的信号，从而引发（扭曲的）反射性应答。若该环路中的信息传导异常未经治疗（纠正），最终将导致肌肉失衡、关节损伤易感性增加，以及软组织扭伤和劳损。

（四）华佗夹脊穴

华佗（公元 110 年 ~207 年）（我国学者一般认为是约公元 145 年 ~208 年。译者注），作为汉代具有重要影响的一位医家，在治疗肌肉损伤时以其非凡的洞察力将脊髓的这种传导环路与四肢建立起联系。这就是从业者们熟知的被称为华佗夹脊穴，此组穴位由华佗发现，共 24 个，分别位于颈椎、胸椎及腰椎各椎体棘突下缘旁开 0.5~1 寸处[16]【据现存文献考证，夹脊穴概念最早出自《内经》。《素问·刺疟篇》曰："十二疟者，……又刺项已下侠（通夹字）脊者，必已"。《素问·缪刺论》又云："邪客于足太阳之络，……刺之从项始，数脊椎侠（通夹字）脊，……"。至于将夹脊穴与华佗联系起来，原因有二。一者是《后汉书·华佗别传》记载了华佗用夹脊穴治病的病案，书中云："有人病两脚躄不能行，轝诣佗……点背数十处，相去或一寸，或五寸，纵邪不相当。后灸处夹脊一寸……"。夹脊穴首次有了较为明确的以寸定位。二者因为东晋·葛洪编撰的《肘后备急方》中记载了华佗应用夹脊穴治疗霍乱的方法，书中云："华佗治霍乱已死，……肘尖头依绳下夹背脊大骨空中，去脊各一寸。"其中也提到了夹脊穴的具体位置。另外，清代廖润鸿的《针灸集成》云："夹脊穴治霍乱转筋。……当脊间绳下，两旁相去各一寸半，所灸百壮，无不差（瘥）者，此华佗法”。又云：“夹脊穴，量三椎下近四椎上，从脊骨上两旁各五分”。但定位上均有出入。近代承淡安著的《中国针灸学》则首先提出了“华佗夹脊穴”的名称，并将其定位为自第 1 胸椎以下至第 5 腰椎为止，每穴从脊椎旁开 5 分，左右对称 17 对，共 34 个穴位。目前正规的教材上通常所指的华佗夹脊穴采用了承淡安的观点。译者注】当脊神经穿出脊柱，行经华佗夹脊穴附近时，其神经根会分为前支和后支；后支包含内侧支和外侧支，其中后支的内侧支支配位于华佗夹脊穴区域的椎旁深层肌肉。后支的外侧支支配位于膀胱经内侧线和外侧线区域的竖脊肌。前支共形成 4 个神经丛，包括颈丛、臂丛和腰丛和骶丛。前支与后支共同支配机体的肌肉系统。例如：肱二头肌由肌皮神经（源自 C_5、C_6 脊髓节段的脊神经前支）支配，臀中肌与臀小肌等后侧髋肌则由臀上神经（源自 L_4、L_5 脊髓节段的脊神经后支）支配。

通过对每块肌肉（如臀中肌、臀小肌和肱二头肌）神经支配的追溯，其运动神经通路可定位至相应的脊髓神经（或脊椎）节段，这一节段即对应华佗夹脊穴的位置。在胸段区域，脊神经后支支配背部肌肉；脊神经前支则分出一些细小分支连接交感神经节，进而支配内脏器官。通过追踪脊神经的分支走行及其分布路径时，就会找出华佗所捕捉到的这种关联。换言之，通过刺激华佗夹脊穴，可对颈部、躯干、上下肢肌肉及相关的内脏器官功能产生影响。

（五）运动点

运动点是指运动神经进入肌肉的位置，被定义为最易于产生电兴奋的部位，是（运动）神经末梢分布最密集的区域[17-20]。该点通常位于肌纤维的中央区域，其位置优势可为影响整块肌肉提供最佳的机械效能[18]。运动点的压痛对肌肉内电活动影响最大（因为该点是肌肉内电活动最活跃的区域），当运动点处出现压痛现象时，则提示电活动紊乱。急性创伤、重复性劳损及过度性使用活动，或肌肉失衡，引发的运动点压痛，可能诱发或导致肌梭功能障碍。正是出于这一原因，在治疗所有的骨骼肌损伤时，精准选择肌肉中病变部位最显著的压痛点（即运动点）至关重要。

深部脊柱旁肌肉的中心区域即运动点所在位置，与相应椎骨棘突下缘齐平。这些运动点恰好位于华佗夹脊穴的指定位置，并连接神经通路的前支与后支。由于华佗夹脊穴的刺激同时会作用于中枢神经系统和外周神经通路，因此该穴位对治疗所有器官相关的病变及肌肉骨骼损伤都有至关重要的作用。通过将华佗夹脊穴与受累及的主动肌和拮抗肌的肌肉运动点相结合以治疗骨骼肌损伤，治疗者可重置功能障碍的肌梭状态，从而在信息传导环路内或神经反射弧中重建本体感觉。例如，治疗肩袖损伤的患者时，治疗方案应包括选取受累及的主动肌运动点、对应的拮抗肌运动点，并同时结合选用 C_5~C_6 脊髓神经节段分布区的相应华佗夹脊穴。至于华佗夹脊穴对相关脏腑功能失调的影响机制，则不在本肌肉运动点索引（MPI）所讨论的范围之内。然而，对于中医师而言，结合器官（即脏腑）评估（辨证）却是十分重要的，以便确定可能导致肌肉骨骼损伤的内在失衡情况，这是确保疗效的关键要素。[关于华佗夹脊穴与器官（脏腑）理论的详尽讨论，请读者参阅《Sports Medicine Acupuncture》《运动医学针灸》专著]。

根据现有研究显示，运动点的应用价值在于重建中枢神经系统（通过华佗夹脊穴）与受累肌群组（包括主动肌与拮抗肌）之间的神经传导通路。然而，作者也发现存在一类特殊的运动点，这些运动点的位置既非在主动肌与配对的拮抗肌群上，也未涉及相关的华佗夹脊穴部位，却能对器官系统及远隔部位的肌肉骨骼系统疼痛产生影响。这些运动点在《肌肉运动点索引》（MPI）中被称为经验性运动点（即强调这些运动点的某些主治或适应证与相应的肌肉功能无直接关系，完全是基于临床经验的总结。译者注）。初步研究认为，这些运动点的临床功效可能源于其与相关经络的联系。例如：库房（ST14）是胸大肌（锁骨部肌束）的运动点，当用针灸刺激时，可以驱散胃中的寒滞。关于治疗远隔部位疼痛的例子，如刺激梨状肌的运动点可以缓解膀胱经天柱(UB10)穴部位的肌肉疼痛。

虽然，肌肉运动点索引(MPI)为肌肉骨骼疼痛引入了一种具有临床意义且成功的治疗策略，这是基于影响神经支配的拮抗肌对群(指功能相互对抗的肌群)及其相应脊髓节段的神经关系，但必须注意这仅被视为一种局部治疗方法。中医师需通过辨证综合考虑患者的体质，以确定导致疼痛的脏腑与经络失衡问题。通过将神经联系的理解与中医理论相结合，治疗师将会(使患者)获得更全面、更长久的治疗效果。

二、运动点的针刺技术

在针灸治疗中，运用“调阳以治阴”的原理更为便捷。将此原理应用于对抗肌群的针刺治疗时，我们会看到，相较于已被强化而拉长的肌肉(属于阴)而言，通过刺激运动点来放松缩短的肌肉(属于阳)会更为容易。通过松解缩短的肌肉，被拉长的肌肉将自动缩短并重组至更优位置以维持新的长度。为平衡阴阳、恢复肌肉协调，施针者必须在针刺运动点时诱发“得气感”(酸胀反应)或“肌颤反应”(局部抽搐反应)。

由于针刺具有神经调节效应，针刺运动点时，根据所选手法的不同，可补虚或泻实。以下 4 种基于浅刺与深刺的技术均源自《黄帝内经》，这些方法已根据作者的临床经验进行了调整，以适用于运动点针刺。

(一) 运动点浅刺法

浅刺是指将针具刺入皮肤或皮下组织而不穿透肌肉层的针刺技术(方法)。

1. 直针刺法　将针具以垂直或倾斜角度刺入皮下，仅触及覆盖肌肉组织的浅筋膜层。该针刺技术适用于对针刺敏感且存在浅层肌肉痉挛的患者。例如，针刺肩井(GB21)穴时，针仅进入斜方肌上部的筋膜层，以缓解痉挛即可(请注意:这里的直针刺法是作者引用了《灵枢·官针》篇中“直针刺者,引皮乃刺之,以治寒气之浅者也”的基本含义,指一种治疗浅表病证的浅刺法,既可直刺也可斜刺,但深度较浅表。从经文看,这里的“直”指直对病所;“引皮乃刺之”是指捏起皮肤,将针沿皮刺入。近代多作沿皮刺或横刺透穴。在针刺角度中“直刺”指针身与皮肤表面呈90°垂直刺入,适用于肌肉较为丰厚的部位。因此,应注意本处的“直针刺法”与针刺角度的“直刺”概念区分。译者注)。

2. 毛刺法 这种针刺技术适用于神经根病变导致的皮肤麻木,或临床表现为血虚和寒证类型的各种感觉异常。在这两种情况下,要在(针刺)运动点处获得“得气感”都可能很困难。为了将“气”引至这个“无反应”的运动点部位,需快速将针刺入皮肤,但不要穿透至肌层。针刺刺激应从支配该运动点部位的脊髓神经节段(脊椎旁)开始,并沿着神经或经络的走行路径,朝着这个无反应的运动点方向进行针刺。例如,当股二头肌运动点对针刺刺激无反应时,操作者应从华佗夹脊穴(L_5)处开始,沿着坐骨神经路径或膀胱经循行路线朝着腘绳肌运动点方向,采用连续浅快刺法(即快速、浅刺、提插)。该操作需重复2~3次,直至运动点出现得气反应。(毛刺法源自《灵枢·官针》,为九刺之一。经曰“毛刺者,刺浮痹皮肤也。”“浮痹皮肤”是指皮肤麻木或不仁或疼痛的病证。译者注)。

(二)运动点深刺法

深刺法是指将针具刺入肌肉层。深度范围可从皮下组织略深处直至深达骨面。

1. 合谷刺法 该针刺技术是在运动点区获取“得气感”最常用的方法。操作时,先垂直进针至运动点部位的适当深度;随后提针(退)至皮下层,改变针刺方向后再次刺入,宛如试图用针尖去触碰(刺激)一个直径仅半英寸或1cm的钟表盘上的每个小时刻度一般。整个针刺过程需在“表盘上的各小时位点”重复操作,全程针体保持直挺而不得弯曲，且每个“小时”刻度位点上仅能穿刺一次。合谷刺法的进针深度可深可浅，这完全取决于针刺部位运动点的深度；此项针刺技术尤其适宜于实证类的病证治疗，如肌束出现（条索状）紧绷（带）、疼痛等。（合谷刺法源自《灵枢·官针》，为五刺之一。经云：“合谷刺者，左右鸡足，针于分肉之间，以取肌痹。”“分肉”有多种解释，但此处应指皮下近骨之肉与骨相分离者，应指深层的肌肉。合谷刺法可一针多向深刺，也可三针同用，正中垂直刺一针，左右斜入二针，形如鸡足之三爪的刺法。译者注）

2. 苍龟探穴刺法 该针刺技术既适用于虚证，也适用于实证。在操作上与合谷刺法有类似之处。操作时，需分三层缓慢进针至运动点深度，即浅层、中层、深层，随后疾速提（退）针（被归纳为三进一退）。正好似（合谷刺法技术一样）在一个直径为半英寸或1cm大小的时钟盘上的每个“小时”刻度处，都要重复这种浅、中、深的刺入和疾速提针。但需注意，在每次（重复操作的）进针前，（上一次操作的针具）都应被提（退）至浅层（而不是将针完全拔出），随后调整针刺方向与深度后重新刺入，直至获取得气感或观察到肌束震颤为度。（苍龟探穴刺法源自明代徐凤的《针灸大全·金针赋》，系飞经走气四法之一。《金针赋》云：“苍龟探穴，如入土之象，一退三进，钻剔四方。”译者注）

三、运动点索引的应用

基于影响拮抗肌对群与支配其的脊髓节段的神经相关性联系，运动点索引（MPI）引入了一种具有临床意义且成功的肌肉骨骼疼痛治疗策略。然而我们必须清楚地认识到，除了经验性运动点之外，肌肉运动点针刺法通常仅被视为一种局部治疗手段。中医师必须通过辨证来识别患者的体质状况，以便确定患者的病情是何器官（脏腑）和经络的失衡所致。通过将有关人体神经联系规律的理解与中医学（知识）相融合，治疗师将能

（使患者）获得更全面、更长久的治疗效果。

为了更好地利用运动点索引（MPI）所提供的全部知识，并使治疗尽可能有效，请熟悉本书的“背景和理论”部分的相关内容，以及专门针对运动点的针刺技术的有关资料。

运动点索引（MPI）涵盖了按身体部位进行划分的 128 块肌肉（用彩色进行标识），包括作用于以下部位的肌肉：

- 面部
- 头和颈部
- 肩部
- 肘和前臂部
- 腕和手指部
- 腰和髋部
- 膝部
- 踝和足部

个别肌肉也会在索引中列出。由于某些肌肉作用于两个关节，例如，腘绳肌群既能伸髋关节又能屈膝关节，因此，查阅索引末附的运动点索引（MPI）中按字母顺序排列的肌肉列表可能更为便捷。

每块肌肉页面所提供的信息，都可用于制定局部治疗方案。例如，当患者出现肌肉骨骼疼痛时，可通过肌肉解剖位置的触诊和/或骨科检查来定位受影响的肌肉。（关于评估与检查方法的详细讨论，读者可参阅作者的著作《运动医学针灸》）。一旦确定了受累的主动肌，随后可通过索引或经认定的对应身体区域的标识页，在运动点索引(MPI)中定位该肌肉。

在相应的主动肌页面上,您将会查阅到以下内容:

- 肌肉的作用
- 神经支配
- 运动点定位和针刺技术
- 运动点的适应证(主治)
- 拮抗肌
- 与肌肉神经支配的脊髓节段相对应的华佗夹脊穴
- 相关肌肉的经验性运动点(见附录中经验性运动点及其治疗应用)。

在确定了主动肌运动点位置后,治疗师还应对拮抗肌运动点进行定位,并结合相应的华佗夹脊穴及适当的经验性运动点,将其均纳入患者的治疗计划中。

针灸师们可能会发现,许多针灸穴位与运动点的位置重叠。然而,并非所有的运动点都与穴位完全重合。当二者位置重叠时,针对肌肉运动点的针刺刺激将会直接影响对应穴位的经气运行。对于此类运动点,本书特别标注了相应穴位的传统功效说明。

在腕部和手指以及踝和足部被标识的肌肉区域中,为了简便起见,使用了一些缩写。以下是关节缩写的含义:

- MCP:掌指关节
- MTP:跖趾关节

- CMC:腕关节
- IP:指间关节
- PIP:近端指间关节

更多视觉辅助信息可在作者的著作《运动点与针灸经络》中的图表中找到。关于运动点在中医实践中(特别是应用于运动员)的理论与临床应用的更全面探讨,请参阅作者的著作《运动医学针灸》。

(杜元灏 译)

附注 关于运动点定位中"寸"的说明(译者注)

骨度分寸法是一种古老的中医针灸方法,也称为"骨度法"。它是通过观察和测量人体的骨骼结构来确定身体各部分的位置和大小,进而用于针灸治疗的定穴标准和方法。具体来说,骨度分寸法是以骨节为主要标志,通过测量周身各部的长度和宽度,并将这些尺寸按照特定的比例折算,从而形成一套精确的穴位定位系统。关于每个部位的骨度分寸法及手指同身寸法中"1寸"的长度,国内学者做了深入研究,可作为参考(表1-1)。

表1-1 人体骨度分寸标准中1寸的长度

部位	起止点	折量分寸	应用说明	折量分寸中1寸的长度(cm)*
头面部	眉间(印堂)到前发际正中	3	用于确定头部经穴的纵向距离	2.36 ± 0.42
	前发际正中到后发际正中	12		2.71 ± 0.18

续表

部位	起止点	折量分寸	应用说明	折量分寸中 1 寸的长度(cm)*
头面部	后发际正中到第 7 颈椎棘突下(大椎)	3	用于确定头部经穴的纵向距离	2.54 ± 0.35
	前额两发角(头维)之间	9	确定头前部经穴的横向距离	1.49 ± 0.13
	耳后两乳突(完骨)之间	9	确定头后部经穴的横向距离	1.85 ± 0.22
胸腹胁部	胸骨上窝(天突)到胸剑联合(岐骨)	9	确定胸部任脉经穴的纵向距离	2.15 ± 0.2
	胸剑联合(岐骨)到脐中(神阙)	8	确定上腹部经穴的纵向距离	1.83 ± 0.26
	脐中(神阙)到耻骨联合上缘(曲骨)	5	确定下腹部经穴的纵向距离	2.90 ± 0.41
	两乳头之间	8	确定胸腹部经穴的横向距离	2.44 ± 1.23
	腋窝顶点到第 11 肋游离端(章门)	12	确定胁部经穴的横向距离	1.74 ± 0.21
背腰部	肩胛骨内缘到后正中线	3	确定背腰部经穴的横向距离	2.08 ± 0.27
上肢部	腋前、后纹头到肘横纹(平肘尖)	9	确定臂部经穴的纵向距离	2.19 ± 0.2
	肘横纹(平肘尖)到腕掌(背)侧横纹	12	确定前臂部经穴的纵向距离	1.98 ± 0.18
下肢部	耻骨联合上缘到股骨内上髁上缘	18	确定下肢内侧足三阴经穴的纵向距离	1.90 ± 0.19
	胫骨内侧髁下缘到内踝尖	13		2.17 ± 0.18

续表

部位	起止点	折量分寸	应用说明	折量分寸中1寸的长度(cm)*
下肢部	臀横纹到膝中	14	确定下肢外后侧足三阳经穴的纵向距离	2.04±0.18
	股骨大转子到膝中	19		1.94±0.18
	膝中到外踝尖	16		2.28±0.16

* 参考文献来自:李静铭,丁一丹. 骨度分寸法及手指同身寸取穴法测量报告[J]. 江苏中医,1999,20(10):36-37.

另外,也有用简易的手指同身寸法,常用的手指同身寸有以下3种:

中指同身寸:以患者中指中节桡侧两端纹头(拇、中指屈曲成环形)之间的距离作为1寸。

拇指同身寸:以患者拇指的指间关节的宽度作为1寸,为(2.13±0.25)cm。

横指同身寸:令患者将示指、中指、无名指和小指并拢,以中指中节横纹为标准,其四指的宽度作为3寸,其1寸为(2.31±0.52)cm。四指相并名曰"一夫",用横指同身寸量取腧穴,又名"一夫法"。

第 2 章

面部肌肉运动点定位、操作及适应证

◇ 本章介绍的作用于面部的肌肉主要包括

一、颧大肌（Zygomaticus major）

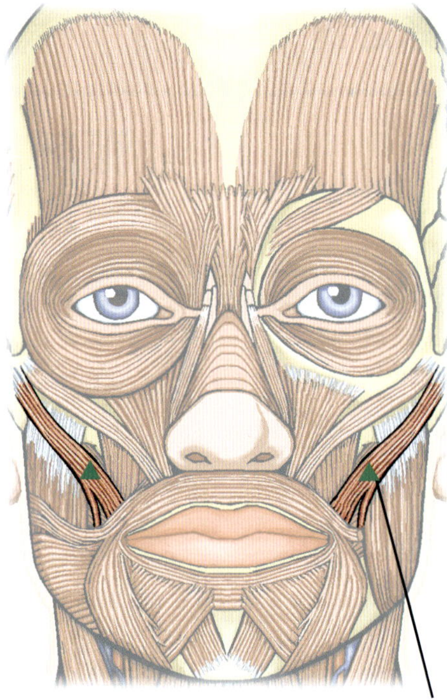

图 2-1　颧大肌运动点

【主要作用】

将口角向上外侧提拉，如微笑时的动作。

【神经支配】

面神经（第 7 对脑神经，颧支）。

面神经起源于脑桥，从位于手少阳三焦经的翳风（SJ17）穴处的茎乳孔出颅（翳风穴在颈部，耳垂后方，乳突下端前方凹陷中。译者注）。

【运动点定位与针刺方法】

1. 定位　位于颧髎（SI18）穴处（图 2-1）（颧髎穴位于面部，在目外眦直下，颧骨下缘凹陷处。译者注）。

2. 针刺操作　斜刺法，针尖朝着口角方向斜刺，进针深度 0.5 英寸（约 1.3cm）。

【运动点主治】

面瘫，眼睑抽搐，面部疼痛，上颌牙痛，眼周及口周的皮肤过度褶皱。

○ 颧髎（SI18）穴是（小肠经与）三焦经的交会穴，传统上用于清热消肿，如唇部的脓肿或面颊和牙龈的肿胀。

【拮抗肌】

降口角肌、颏肌。

【相关的华佗夹脊穴】

没有相应的华佗夹脊穴。

【附注】

该肌起点为颧骨外侧缘后部（颧骨颧颞缝前方），止点为口角处（或唇）的皮肤。

二、颧小肌（Zygomaticus minor）

【主要作用】

提升上唇。

【神经支配】

面神经（第 7 对脑神经，颧支）。

【运动点定位与针刺方法】

1. **定位**　在四白（ST2）穴和巨髎（ST3）穴之间连线的中点处（图 2-2）（四白穴位于面部，目下 1 寸，即眶下孔处。巨髎穴在面部，瞳孔直下，平鼻翼下缘处，

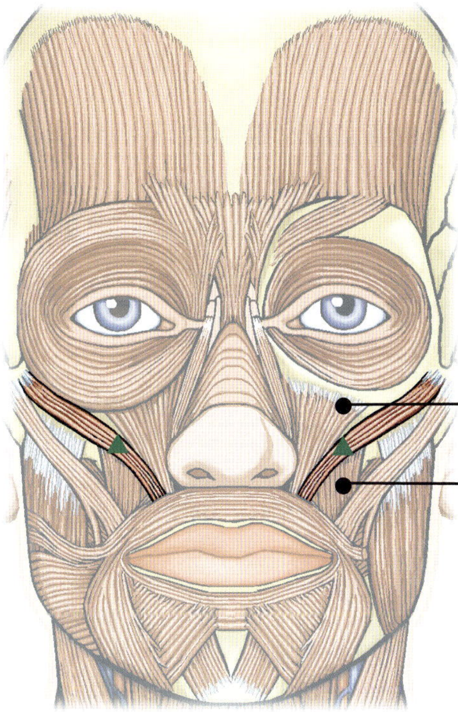

图 2-2　颧小肌运动点

当鼻唇沟外侧处。译者注)。

2. 针刺操作 垂直刺法,刺入深度 0.5 英寸(约 1.3cm)。

【运动点主治】

面瘫,眼睑抽搐,面部疼痛,情绪压力(即情绪应激,指由情感或情绪因素引起的压力状态,如个体在焦虑或恐惧等情绪的作用下形成的心理负担和紧张反应或状态。译者注),眼周和口周的皮肤过度褶皱。

【拮抗肌】

降口角肌、口轮匝肌。

【相关的华佗夹脊穴】

没有相应的华佗夹脊穴。

【附注】

该肌起点为颧骨外侧缘,靠近眼眶下缘与颧骨体交界处;止点为上唇上方的皮肤及口轮匝肌。

三、提上唇肌(Levator labii superioris)

【主要作用】

提升上唇;单侧作用时可牵拉嘴角上扬,如做出讥笑、轻蔑表情时的动作。

【神经支配】

面神经(第 7 对脑神经,颧支、颊支)。

【运动点定位与针刺方法】

1. 定位　位于迎香（LI20）穴与四白（ST2）穴之间连线的中点处（图 2-3）（迎香穴在面部，位于鼻翼外缘中点旁，鼻唇沟中。译者注）。

2. 针刺操作　斜刺法，刺入（该肌腹内）0.2~0.3 英寸（0.5~0.8cm）。

【运动点主治】

面瘫，眼睑抽搐，上颌牙或牙龈疼痛，眼周和口周的皮肤过度褶皱。

【拮抗肌】

降下唇肌。

【相关的华佗夹脊穴】

没有相应的华佗夹脊穴。

【附注】

该肌起点为上颌骨前表面（靠近眶下缘及颧骨），止点为上唇皮肤及鼻翼外侧。

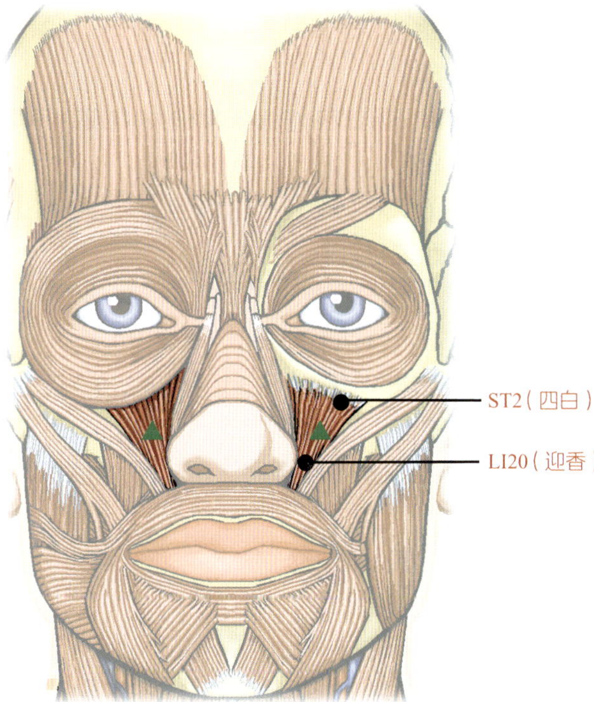

图 2-3　提上唇肌运动点

四、颏肌(Mentalis)

【主要作用】

上提并前突下唇,使颏部皮肤起皱,如在表达怀疑或轻蔑时的动作。

【神经支配】

面神经(第 7 对脑神经,下颌缘支)。

【运动点定位与针刺方法】

1. **定位** 位于承浆(REN24)穴的外侧 0.5 寸处(图 2-4)(承浆穴在面部,颏唇沟的正中凹陷处。译者注)。

2. **针刺操作** 斜刺法,进针深度 0.2~0.3 英寸(0.5~0.8cm)。

【运动点主治】

面瘫,面部疼痛,下颌牙痛,口周皮肤过度褶皱。

【拮抗肌】

降下唇肌、颧大肌。

【相关的华佗夹脊穴】

没有相应的华佗夹脊穴。

【附注】

该肌起点为下颌骨颏突及前联合区骨面,止点为颏部皮肤。

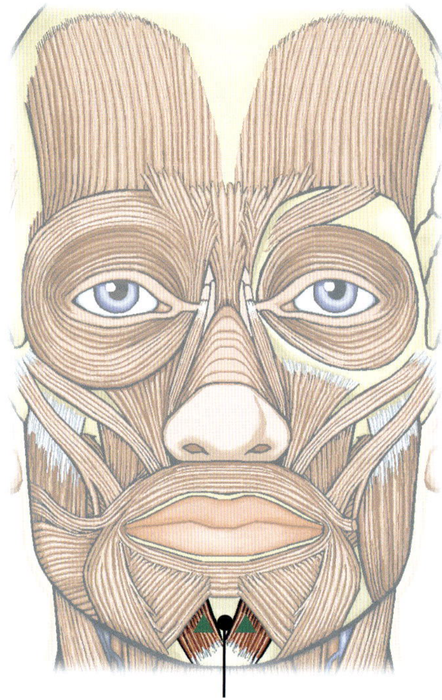

图 2-4 颏肌运动点

五、笑肌（Risorius）

【主要作用】

向外侧牵拉嘴角，如在咧嘴时（或做鬼脸）的动作。

【神经支配】

面神经（第 7 对脑神经，颊支）。

【运动点定位与针刺方法】

1. 定位　位于地仓（ST4）穴外侧 0.5 寸处（图 2-5）（地仓穴在面部，口角外侧，上直对瞳孔处。译者注）。

2. 针刺操作　斜刺法，刺入（该肌腹内）0.2~0.3 英寸（0.5~0.8cm）。

【运动点主治】

面瘫，眼睑抽搐，面部疼痛，情绪压力（紧张状态），眼周和口周皮肤过度褶皱。

【拮抗肌】

降下唇肌、眼轮匝肌。

【相关的华佗夹脊穴】

没有相应的华佗夹脊穴。

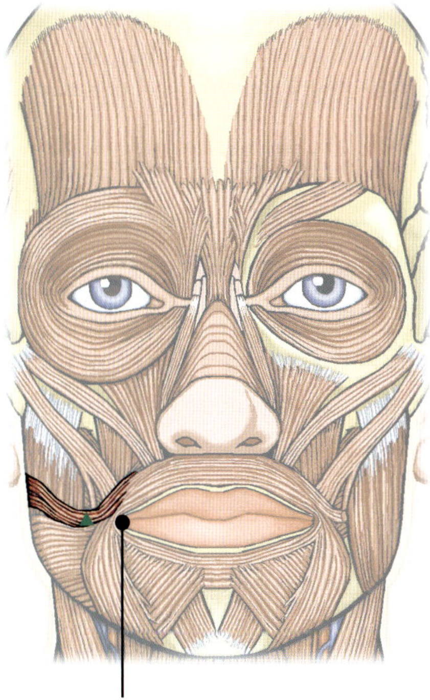

图 2-5　笑肌运动点

【附注】

该肌起点为腮腺咬肌筋膜(覆盖在腮腺和咬肌表面的筋膜组织),止点为口角皮肤。

六、颞肌(Temporalis)

【主要作用】

上提和后缩下颌骨,左右移动下颌骨。

【神经支配】

三叉神经(第5对脑神经)。三叉神经起源于脑桥,于蝶骨卵圆孔出颅,三叉神经的一个分支(即下颌支神经的分支,咀嚼肌神经的颞深神经分支,属于特殊内脏运动纤维。译者注)进入此肌。

【运动点定位与针刺方法】

1. **定位** 位于率谷(GB8)穴前方1寸处(图2-6)(率谷穴位于头部,当耳尖直上入发际1.5寸处。译者注)。

2. **针刺操作** 垂直刺法,刺入深度0.5英寸(约1.3cm)。

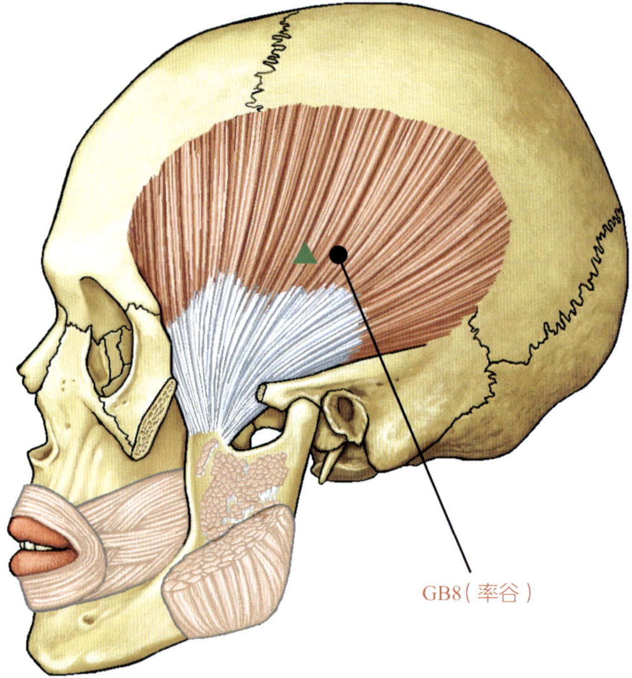

图2-6 颞肌运动点

【运动点主治】

肌肉紧张型头痛，同侧眼痛，下颌痛，面瘫（由于面瘫并非咀嚼肌问题，因此，适应证应以同侧咀嚼功能障碍为主，此处作为面瘫的适应证不妥。译者注）。

- 经验性运动点：此运动点可减轻同侧肩井（GB21）穴部位的疼痛，并可缓解斜方肌上部肌束的肌肉紧张。

【拮抗肌】

对侧颞肌。

【相关的华佗夹脊穴】

没有相应的华佗夹脊穴。

【附注】

该肌起点为颞窝，止点为下颌骨冠突。

七、咬肌（Masseter）

【主要作用】

上提下颌骨以咬紧牙齿。

【神经支配】

三叉神经（第 5 对脑神经）（下颌支神经的分支，咀嚼肌神经的咬肌神经，属于特殊内脏运动纤维。译者注）。

【运动点定位与针刺方法】

1. 定位 共有2个运动点(图2-7)。

第1运动点:位于颊车(ST6)穴处,主要影响咬肌的浅层纤维(颊车穴位于面颊部,下颌角前上方大约一横指(中指)处,闭口咬紧牙时咬肌隆起,放松时按之有凹陷处。译者注)。

第2运动点:相当于经外奇穴牵正穴的位置,主要影响到咬肌的深层纤维。此运动点定位在下关(ST7)穴位置的略下方,平耳垂水平(下关穴在面部,颧骨下缘中央与下颌切迹之间的凹陷中;牵正穴在侧面部,耳垂前0.5~1寸处。译者注)。

2. 针刺操作 垂直刺法,刺入深度0.5~1英寸(1.3~2.5cm)。

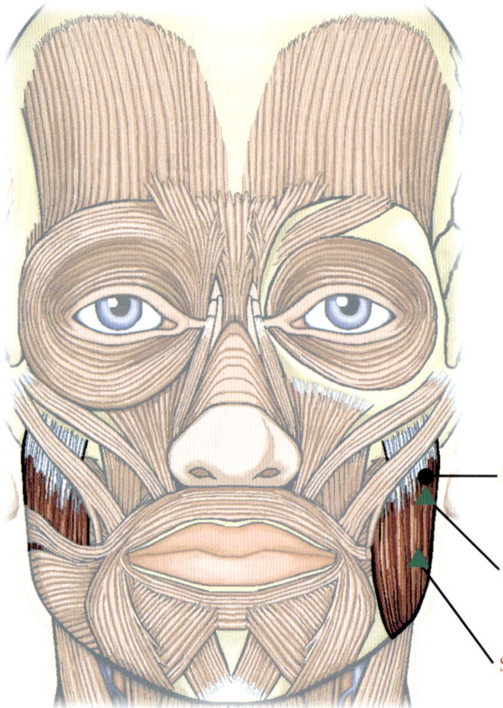

图2-7 咬肌运动点

【运动点主治】

面瘫(由于面瘫并非咀嚼肌问题,因此,本运动点的适应证应以同侧咀嚼功能障碍为主,此处作为面瘫的适应证不妥。译者注),下颌痛,耳痛,耳鸣,口周皮肤过度褶皱。

○ 颊车(ST6)穴系足阳明胃经穴，传统上用于治疗齿痛、牙关不利、颊肿、口角歪斜等局部病症；牵正穴为经外奇穴，出自《常用新医疗法手册》。主要用于治疗面神经麻痹、口腔溃疡等出现的口㖞及口疮等(译者注)。

【拮抗肌】

颞肌和颊肌。

【相关的华佗夹脊穴】

没有相应的华佗夹脊穴。

【附注】

该肌起点为颧弓的下缘和内面、上颌骨颧突，止点为咬肌粗隆。

八、颊肌(Buccinator)

【主要作用】

提升并突出下唇，而在吹喇叭等动作中，将口角向后拉回，使(面颊连同口角)紧贴牙齿侧面。

【神经支配】

面神经(第 7 对脑神经，颊支)。

【运动点定位与针刺方法】

1. **定位**　位于地仓(ST4)穴外侧 1~1.5 寸处(图 2-8)。

2. **针刺操作**　斜刺法，针尖朝着颊车(ST6)穴方向斜刺，进针深度 0.5~1 英寸(1.3~2.5cm)。

【运动点主治】

面瘫，下颌痛，面颊和口周皮肤过度褶皱。

【拮抗肌】

口轮匝肌。

【相关的华佗夹脊穴】

没有相应的华佗夹脊穴。

【附注】

该肌起点为面颊深层（上颌骨与下颌骨后部，即上颌骨牙槽突后外侧、下颌骨磨牙后三角区，翼突下颌缝），止点为汇聚于口角皮肤、黏膜及口轮匝肌。

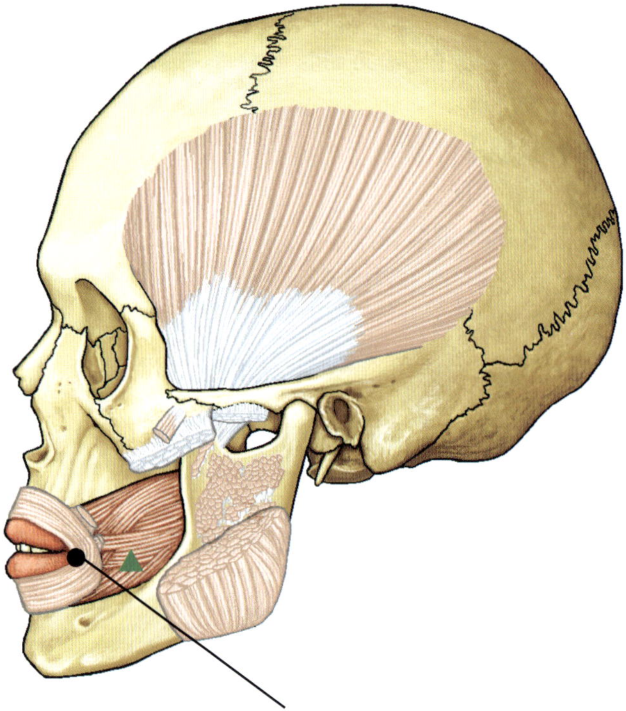

图 2-8　颊肌运动点

九、额肌（Frontalis）

【主要作用】

提眉、将头皮（帽状腱膜）向后牵拉，并使前额皮肤起皱，常用以表达惊讶表情［此处实质上应指枕额肌，前部的肌腹称额腹（即额肌），后部的肌腹称枕腹（即枕肌）；两部分通过帽状腱膜相连，共同作用使头皮前后移动、提眉或产生皱纹。枕腹主要向后牵拉帽状腱膜，额腹主要提眉并使额部皮肤出现皱纹，并可将帽状腱膜向前牵拉；两者协同完成表情动作如惊讶、恐惧等］。

【神经支配】

面神经（第 7 对脑神经，颞支）。

【运动点定位与针刺方法】

1. 定位　位于阳白（GB14）穴处（图 2-9）（阳白穴位于额部，目正视，瞳孔直上，眉上 1 寸处。译者注）。

2. 针刺操作　斜刺法，刺入（该肌腹内）0.3~0.5 英寸（0.8~1.3cm）。

【运动点主治】

额部头痛，情绪压力（紧张状态），眼部或眶脊疼痛（又称眶上脊或眉脊，是位于眼眶上缘突起的骨性结构。译者注），眼周及前额部位皮肤皱纹过度形成。

○ 阳白（GB14）穴系（胆经）与阳维脉、三焦经、胃经及大肠经的交会穴（一般认为该穴是胆经与阳维脉的交会穴，作者观点待考。译者注）。该穴在传统上被用于益眼明目、祛风、止痛。

【拮抗肌】

眼轮匝肌和皱眉肌。

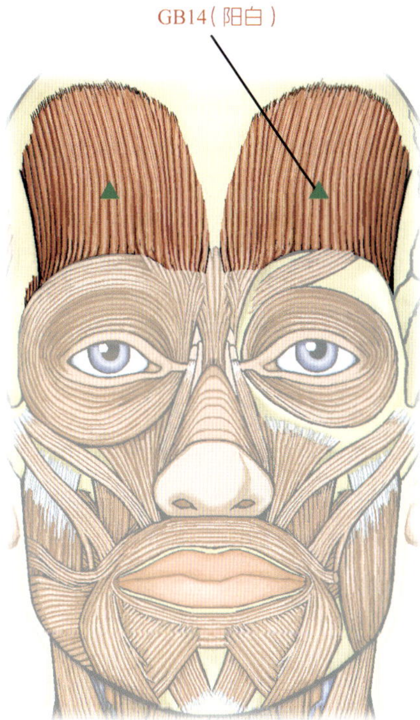

图 2-9　额肌运动点

【相关的华佗夹脊穴】

没有相应的华佗夹脊穴。

【附注】

枕额肌的额肌起点为眉毛皮肤(枕肌起点为枕骨上项线外侧 2/3 及颞骨乳突),止点为帽状腱膜。

十、降下唇肌(Depressor labii inferioris)

【主要作用】

在咀嚼过程中下拉下唇。

【神经支配】

面神经(第 7 对脑神经,下颌缘支)。

【运动点定位与针刺方法】

1. **定位** 位于经外奇穴夹承浆穴处,即任脉承浆(REN24)穴旁开 1 寸处(图 2-10)(承浆穴位于面部,当颏唇沟的正中凹陷处。译者注)。

2. **针刺操作** 斜刺法,刺入(该肌腹内)0.2~0.3 英寸(0.5~0.8cm)。

【运动点主治】

面瘫,下唇疼痛,口周皮肤皱纹过度形成。

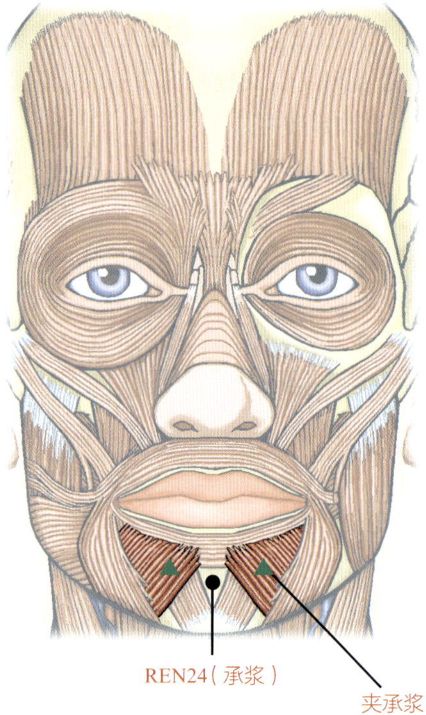

图 2-10 降下唇肌运动点

○ 夹承浆最早出自《备急千金要方》，为经外奇穴，传统上认为具有清热解毒、活络止痛的作用，主要用于治疗齿龈肿痛、口㖞等局部病证。现代多用于治疗面神经麻痹、三叉神经痛、牙周炎、口腔溃疡、冠周炎、急慢性牙髓炎、面部疖肿、面部痤疮等（译者注）。

【拮抗肌】

笑肌和提上唇肌。

【相关的华佗夹脊穴】

没有相应的华佗夹脊穴。

【附注】

该肌起点为下颌骨外斜线（位于颏联合与颏孔之间），部分纤维可能延伸至下颌骨下缘；止点为下唇皮肤及黏膜层。

十一、降口角肌（Depressor anguli oris）

【主要作用】

向下且向外侧牵拉口角，如同表达悲伤时的动作。

【神经支配】

面神经（第 7 对脑神经，下颌缘支）。

【运动点定位与针刺方法】

1. **定位**　位于地仓（ST4）穴下方，与承浆（REN 24）穴在同一水平线上（图 2-11）。

2. 针刺操作 斜刺法，针尖朝向颏（下巴）方向斜刺，进针深度0.2~0.3英寸（0.5~0.8cm）。

【运动点主治】

面瘫，下唇疼痛，下颌牙痛，口周皮肤皱纹过度形成。

【拮抗肌】

颧大肌。

【相关的华佗夹脊穴】

没有相应的华佗夹脊穴。

【附注】

该肌的起点为下颌骨外斜线（位于下颌骨外侧面的骨嵴）或下颌骨下缘靠近第一磨牙处，止点为口角外侧皮肤及皮下组织。

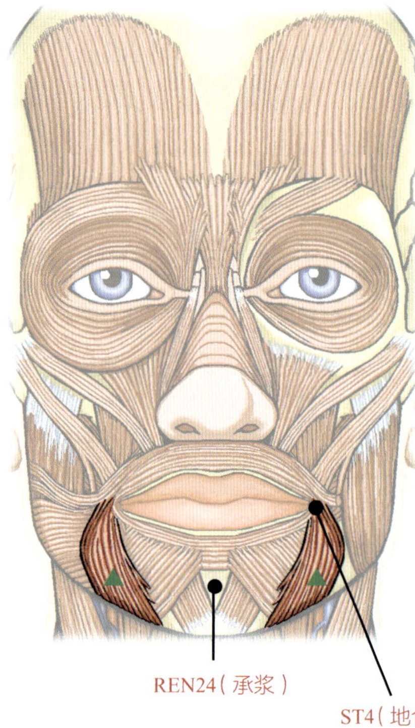

图 2-11 降口角肌运动点

十二、眼轮匝肌（Orbicularis oculi）

【主要作用】

闭合眼睑（如眨眼时的动作）。

【神经支配】

面神经（第7对脑神经，颞支、颧支）。

【运动点定位与针刺方法】

1. 定位　共有 2 个运动点(图 2-12)。

第 1 运动点:相当于经外奇穴球后穴位置,即在眶下缘外侧 1/4 和内侧 3/4 交界处。

第 2 运动点:大约在瞳子髎(GB1)穴与丝竹空(SJ23)穴之间连线的中点处(瞳子髎位于面部,位于目外眦外侧 0.5 寸凹陷处。丝竹空在面部,位于眉梢凹陷中。译者注)。

2. 针刺操作　均用斜刺法,刺入(该肌腹内)0.2~0.3 英寸(0.5~0.8cm)。

【运动点主治】

眼部和眶脊疼痛,眼周皱纹过多(以及面瘫,尤其是眼裂变大,闭合不全,下睑麻痹性外翻。另外也可用于眼睑痉挛的治疗。译者注)。

○ 球后(EX-HN7)穴名称最早由辽宁省抚顺矿务局医院的眼科医生夏贤闽提出(1955 年 10 月,他在球后封闭法的启发下,以毫针针刺球后穴治疗眼科疾病)。据报道所归纳的主治病症包括视神经萎缩、视神经炎、视网膜

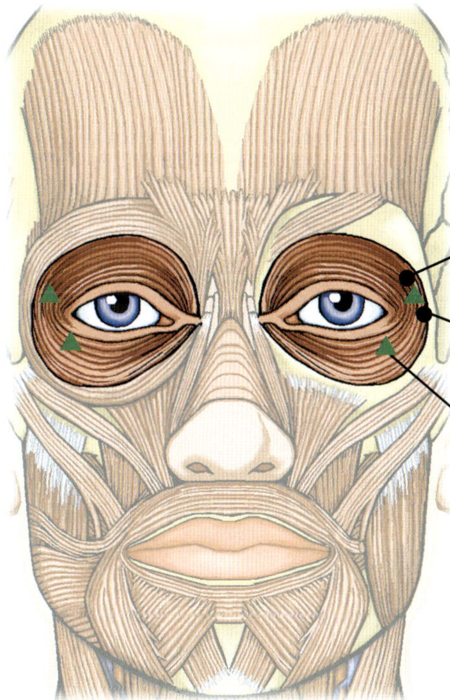

图 2-12　眼轮匝肌运动点

病变、青光眼、角膜炎、近视、虹膜炎、巩膜炎、眼睑痉挛等;目前也常用于治疗干眼症、视疲劳、斜视等,主要用于治疗目疾。

【拮抗肌】

皱眉肌。

【相关的华佗夹脊穴】

没有相应的华佗夹脊穴。

【附注】

该肌总体上起点主要附着于眼眶内侧上方,包括上颌骨的额突、鼻额骨部以及内侧眼睑韧带的深层;止点为邻近肌肉和韧带的混合区域,集中在眼周内侧的结缔组织。按照解剖部位分为眶部、睑部和泪囊部三部分。眶部起于额骨、上颌骨的额突及睑内侧韧带,肌束呈弧形弓向外侧环绕眼眶,最后止于皮肤和邻近诸肌;睑部起于睑内侧韧带,止于眼睑外侧缝;泪囊部起于泪骨,止于眼睑外侧缝。

十三、口轮匝肌(Orbicularis oris)

【主要作用】

闭唇,压唇抵齿,噘唇(如吹口哨时的动作)。

【神经支配】

面神经(第 7 对脑神经,颊支)。

【运动点定位与针刺方法】

1. 定位　共有 2 个运动点(图 2-13)。

第 1 运动点:位于口禾髎(LI19)穴处(口禾髎穴位于面部,横平人中沟上 1/3 与下 2/3 交点,鼻孔外缘直下处。译者注)。

第 2 运动点:位于地仓(ST4)穴与承浆(REN24)穴连线的中点处。

2. 针刺操作　均用斜刺法,刺入(该肌腹内)0.2~0.3 英寸(0.5~0.8cm)。

【运动点主治】

口角歪斜,口唇痛,口周皱纹过度形成。

口禾髎(LI19)穴在传统上用于祛风、通鼻窍。

【拮抗肌】

颊肌、颧大肌。

【相关的华佗夹脊穴】

没有相应的华佗夹脊穴。

【附注】

该肌浅层纤维起点为鼻骨、上颌骨牙槽突及下颌骨

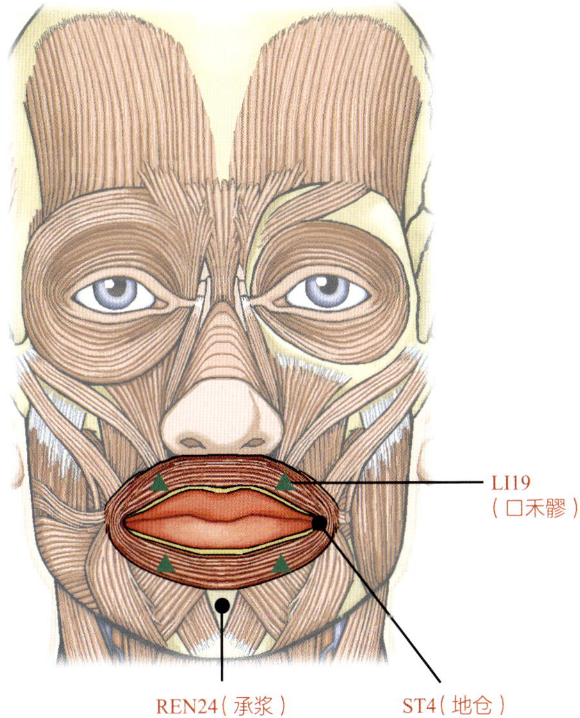

图 2-13　口轮匝肌运动点

牙槽突；深层纤维与颊肌延续，起自下颌骨第三磨牙区牙槽突及翼下颌缝，无直接骨性附着。止点主要止于口角及唇部皮肤黏膜，肌纤维环绕口裂呈环形分布；深层纤维止于口角内侧，浅层纤维交叉止于人中嵴。

十四、皱眉肌（Corrugator supercilii）

【主要作用】

将眉毛向内下方牵拉，如形成皱眉表情的动作（即在额头处产生垂直的皱纹。译者注）。

【神经支配】

面神经（第 7 对脑神经，颞支）。

【运动点定位与针刺方法】

1. 定位 在攒竹（UB2）穴稍偏向外侧处（图 2-14）（攒竹穴位于面部，在眉头凹陷中，眶上切迹处，约在目内眦直上。译者注）。

2. 针刺操作 斜刺法，刺入（该肌腹内）0.2~0.3 英寸（0.5~0.8cm）。

【运动点主治】

头痛，眼睑抽搐，情绪压力（紧张状态）或局促不安感，眼周皱纹过度形成。

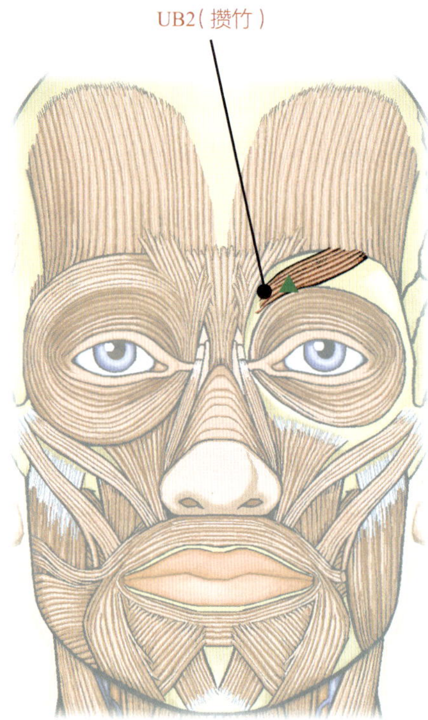

图 2-14 皱眉肌运动点

【拮抗肌】

眼轮匝肌。

【相关的华佗夹脊穴】

没有相应的华佗夹脊穴。

【附注】

该肌起点为额骨鼻部(眉弓内侧端、眶上缘内侧的骨面),止点为眉中部及内侧的皮肤真皮层。

十五、降眉间肌(Procerus)

【主要作用】

将眉毛向内侧及下方牵拉(如在皱眉时),在鼻梁上形成皱纹。

【神经支配】

面神经(第 7 对脑神经,颞支)。

【运动点定位与针刺方法】

1. **定位**　位于经外奇穴印堂穴(现已经被归入督脉,属于督脉经穴。译者注)处,即在两眉内侧端之间的连线中点位置(图 2-15)。

2. **针刺操作**　斜刺法,针尖朝着鼻尖方向(在该肌腹内)斜刺,进针深度 0.2~0.3 英寸(0.5~0.8cm)。

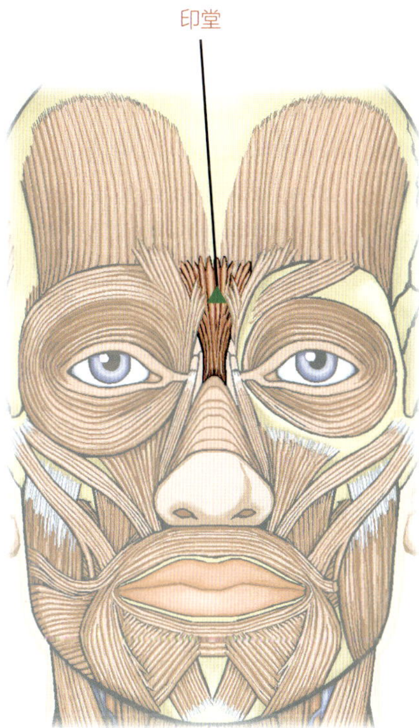

图 2-15　降眉间肌运动点

【运动点主治】

头痛，鼻塞，情绪压力（紧张状态）或局促不安感，眼周皱纹过度形成。

○ 印堂穴名称最早出自《扁鹊神应针灸玉龙经》，原属于经外奇穴（EX-HN3）。2006年9月18日发布的（中国）国家标准《腧穴名称与定位》（GB/T12346-2006）中被正式归入督脉，编号为GV29，并赋予其国际代码DU29。传统上认为该穴具有调理脑神（醒脑通窍或镇静安神）、清利头目、通利鼻窍、疏风清热止痛、调理头面部气血等作用（译者注）。

【拮抗肌】

额肌。

【相关的华佗夹脊穴】

没有相应的华佗夹脊穴。

【附注】

该肌起点为鼻骨背侧（靠近鼻根部）和鼻外侧软骨的上缘部，止点为眉间及附近额部皮肤。

（李桂平 译，杜元灏 审校）

第 3 章

头颈部肌肉运动点定位、操作及适应证

◇ 本章介绍的作用于头颈部的肌肉主要包括

一、头半棘肌(Semispinalis capitis)

【主要作用】

使头部后伸(后仰)及向同侧侧屈(单侧收缩可使头部向同侧侧屈;双侧同时收缩使头部后仰。译者注)。

【神经支配】

颈神经(C_2~T_1,后支)。

【运动点定位与针刺方法】

1. 定位 位于天柱(UB10)穴处(图 3-1)(天柱位于颈后区,后发际正中直上 0.5 寸,哑门穴旁开 1.3 寸,斜方肌外缘凹陷中。哑门位于颈后区,第 2 颈椎棘突上际凹陷中,后正中线上;或后发际正中直上 0.5 寸处,第 1 颈椎下。天柱与哑门在同一水平线上。译者注)。

2. 针刺操作 垂直刺法,刺入深度 0.5~1 英寸(1.3~2.5cm)。

【运动点主治】

头痛,颈部无力感(即颈部肌力减弱),腰背痛,颈部屈曲活动范围受限。

○ 天柱(UB10)穴在传统上用于调气,镇静安神,激发(调理)经络和缓解疼痛。

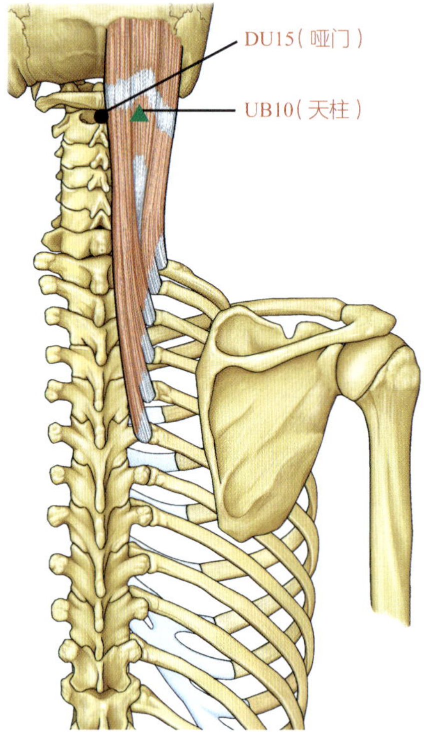

图 3-1 头半棘肌运动点

【拮抗肌】

头最长肌、颈夹肌、肩胛提肌、胸锁乳突肌。

【相关的华佗夹脊穴】

相应夹脊穴位置（在脊椎旁）与 C_2~T_1 脊神经节段水平相对应。用垂直刺法，深度0.5~1.5英寸（1.3~3.8cm）（前文已述，华佗夹脊穴一般在正规教材上是指第 1 胸椎至第 5 腰椎棘突下两侧，后正中线旁开 0.5 寸处，每侧各有 17 个穴。目前已有将颈椎各棘突下旁开 0.5 寸处，以及骶椎的正中嵴、尾椎后正中线旁开 0.5 寸处也归于夹脊穴范畴，称颈夹脊、骶尾夹脊。译者注）。

【附注】

该肌起点为第 1~6 胸椎横突及第 3~7 颈椎关节突，止点为枕骨上项线下部。

二、头夹肌（Splenius capitis）

【主要作用】

使头部后伸（后仰）并向同侧侧屈（单侧收缩使头转向同侧，并轻微侧屈；双侧同时收缩使头后仰，并协助维持直立姿势。译者注）。

【神经支配】

颈神经（C_3~C_6，后支）。

【运动点定位与针刺方法】

1. 定位　位于风池（GB20）穴位置的略偏向外下方处（图 3-2）（风池穴位于颈后区，枕骨之下，胸锁乳突肌上段与斜方肌上端之间的凹陷中，平风府穴。风府穴位于枕外隆凸直下，两侧斜方肌之间凹陷处，当后正中线上；或后发际正中直上1寸，枕外隆凸直下凹陷中。译者注）。

2. 针刺操作　垂直刺法或斜刺法，针尖朝着鼻尖方向直刺，或者朝对侧的睛明穴（UB1）方向斜向上前方刺入，进针深度1英寸（约2.5cm）（睛明穴位于面部，目内眦内上方眶内侧壁凹陷中；或目内眦角稍上方凹陷中。译者注）。

【运动点主治】

头痛，颈部无力感，颈椎屈曲及旋转活动受限，情绪压力（紧张状态）或局促不安。

○ 风池（GB20）穴系（胆经）与阳跷、阳维脉和三焦经的交会穴（一般认为风池为胆经与阳维脉的交会穴，作者观点待考。译者注）。传统上用于祛（息）风，治疗头目病症（清利头目），激发经络和缓解疼痛。

【拮抗肌】

头最长肌、颈夹肌、肩胛提肌及胸锁乳突肌。

【相关的华佗夹脊穴】

相应夹脊穴位置（在脊椎旁）与 C_3~C_6 脊神经节段水平相对应。用垂直刺法，深度0.5~1.5英寸（1.3~3.8cm）。

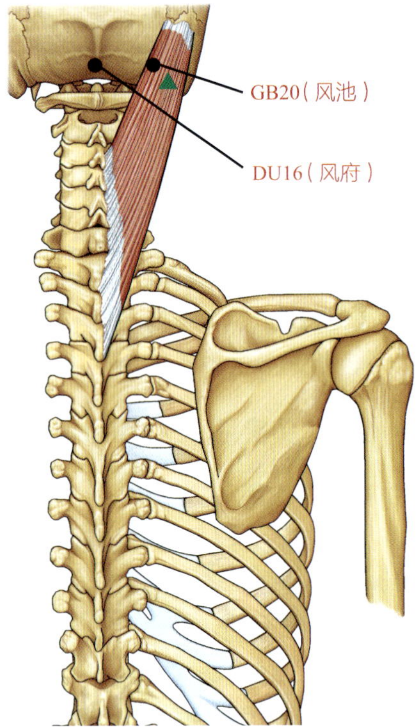

图 3-2　头夹肌运动点

【附注】

该肌起点为下位颈椎和上位胸椎的棘突及项韧带，止点为颞骨乳突和枕骨上项线外侧。

三、颈夹肌（Splenius cervicis）

【主要作用】

使颈部伸展（后仰），向同侧旋转和侧屈（单侧收缩使颈椎向同侧旋转和侧屈；双侧同时收缩使颈椎后伸。译者注）。

【神经支配】

颈神经（后支，C_4~C_7）。

【运动点定位与针刺方法】

1. 定位　位于经外奇穴百劳穴位置，即在大椎（DU14）穴上 2 寸，旁开 1 寸处（图 3-3）（大椎穴位于脊柱区，第 7 颈椎棘突下凹陷中，后正中线上。译者注）。

2. 针刺操作　垂直刺法，针尖朝向 C_5 或 C_6 椎体方向直刺，刺入深度 1~1.5 英寸（2.5~3.8cm）。

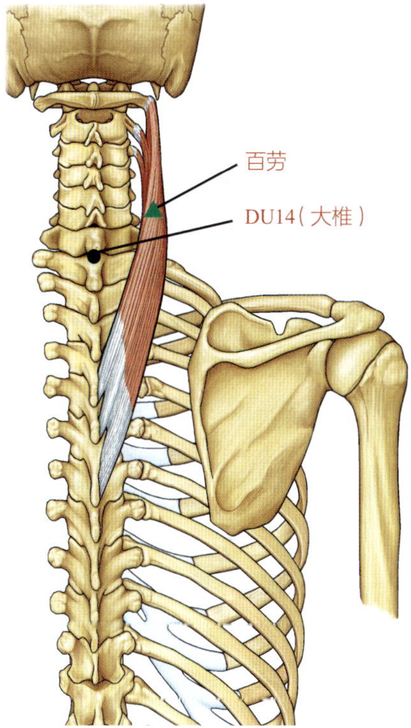

图 3-3　颈夹肌运动点

【运动点主治】

头痛，颈肩部紧绷感，颈椎小关节（关节突关节）撞击症或落枕综合征，颈部屈曲和旋转活动范围受限。

○ 百劳穴为经外奇穴，出自《针灸集成》，别名颈百劳。传统上用于治疗瘰疬、咳嗽、气喘、骨蒸潮热、颈项强痛、妇人产后痛病等虚劳类病证（译者注）。

【拮抗肌】

头最长肌、颈夹肌（对侧）、肩胛提肌及胸锁乳突肌。

【相关的华佗夹脊穴】

相应夹脊穴位置（在脊椎旁）与 C_4~C_7 脊神经节段水平相对应。用垂直刺法，刺入深度 0.5~1.5 英寸（1.3~3.8cm）。

【附注】

该肌起点为第 3 至第 6 胸椎棘突，止点为第 1 至第 3 颈椎横突后结节。

四、颈半棘肌（Semispinalis cervicis）

【主要作用】

使头颈部后伸（后仰），并向对侧旋转（单侧收缩时辅助头和颈椎向对侧旋转，并参与颈部侧屈；双侧同时收缩使头和颈椎后伸。译者注）。

【神经支配】

颈神经（C_3~C_7，后支）。

【运动点定位与针刺方法】

1. **定位**　位于经外奇穴 C_3~C_7 华佗夹脊穴部位（图 3-4）。

2. **针刺操作**　垂直刺法，刺入深度 1~1.5 英寸（2.5~3.8cm）。

【运动点主治】

颈椎关节退行性病变或颈椎病，颈部无力感，颈部拘紧感，颈前屈、侧屈和旋转活动范围受限。

○ 华佗夹脊穴传统上用于治疗疟疾、热病、腰背胁肋及肢体部疼痛等。现代临床广泛应用于治疗脊柱部病变、内脏疾患及神经系统病症，具有镇痛与调和脏腑功能的作用。其中上胸部夹脊穴治疗心肺及上肢病证，下胸部夹脊治疗胃肠病，腰部夹脊治疗腰腹和下肢病证。

【拮抗肌】

头最长肌、颈夹肌、肩胛提肌和胸锁乳突肌。

【相关的华佗夹脊穴】

相应夹脊穴位置（在脊椎旁）与 C_3~C_7 脊神经节段水平相对应。用垂直刺法，刺入深度 0.5~1.5 英寸（1.3~3.8cm）。

【附注】

该肌起点为第 1~6 胸椎横突，止点为第 2~5 颈椎棘突。

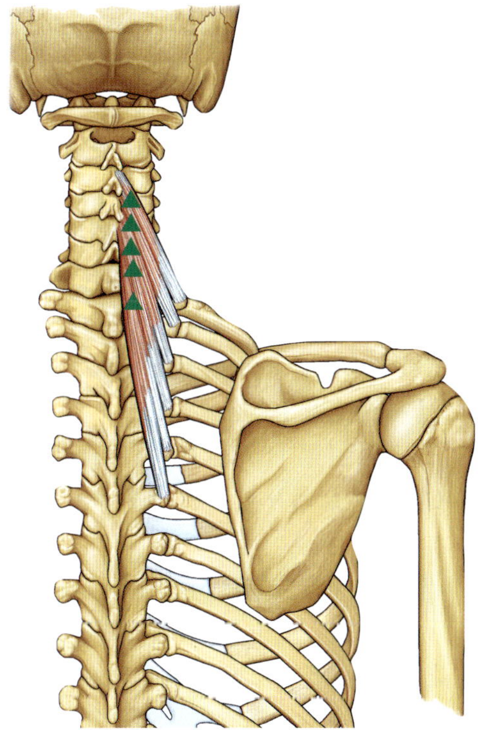

图 3-4　颈半棘肌运动点

五、胸锁乳突肌[Sternocleidomastoid(SCM)]

【主要作用】

屈颈(使颈部向前弯曲,减小颈椎曲度),使颈向同侧侧屈,向对侧旋转,后侧肌束使头部伸展(后仰)(单侧收缩使头向同侧倾斜,脸转向对侧;双侧同时收缩可使头后仰;当仰卧时,双侧收缩可抬头。译者注)。

【神经支配】

副神经(第11对脑神经)(同时接受来自颈丛 C_2、C_3 神经的分支支配,共同协调该肌的运动和本体感觉功能。译者注)。

【运动点定位与针刺方法】

1. 定位 位于天窗(SI16)穴与扶突(LI18)穴之间(图3-5)(天窗穴位于颈部扶突穴后方,横平喉结,在胸锁乳突肌后缘,喉结旁开3.5寸处。扶突穴位于颈外侧部,喉结旁开3寸处,当

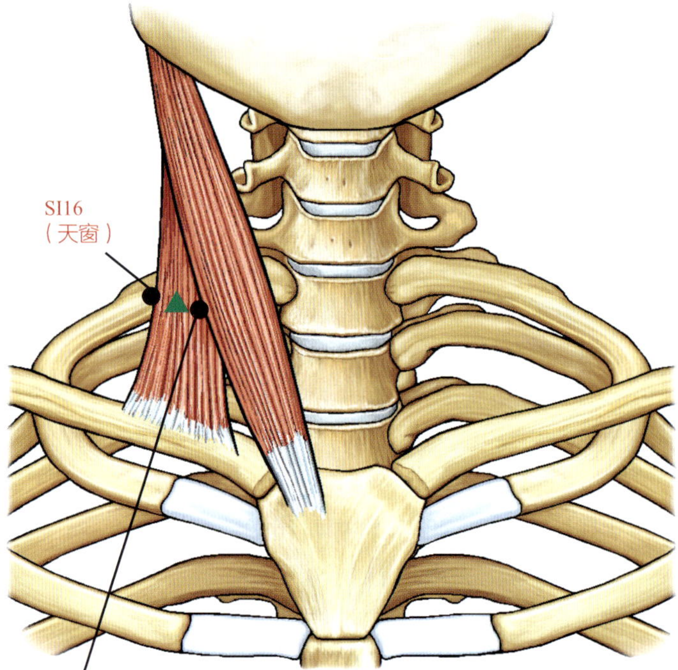

图3-5 胸锁乳突肌运动点

胸锁乳突肌的胸骨头与锁骨头之间。译者注）。

2. 针刺操作　垂直刺法，针从天窗穴向扶突透刺，进针深度 0.5 英寸（约 1.3cm）。

【运动点主治】

前额部头痛，颈部无力感，颈部韧带扭伤或挥鞭样损伤，颈部旋转和侧屈活动范围受限。

【拮抗肌】

头夹肌、颈夹肌、斜方肌（上部肌束）和肩胛提肌。

【相关的华佗夹脊穴】

相应夹脊穴位置（在脊椎旁）与 C_2、C_3 脊神经节段水平相对应。用垂直刺法，刺入深度 0.5~1.5 英寸（1.3~3.8cm）。

【附注】

该肌的胸骨头起点为胸骨柄前面，锁骨头起自锁骨内侧 1/3 处；两束肌纤维在颈部中部汇合后斜向上延伸，汇合的肌纤维止于耳后的颞骨乳突。

六、前斜角肌（Scalenus anterior）

【主要作用】

屈颈，使颈向同侧侧屈，向对侧旋转（一侧收缩时可引起颈部向同侧屈曲，或向对侧旋转、前屈；两侧同时收缩可上提第 1 肋骨，助吸气。译者注）。

【神经支配】

颈神经(C_3~C_6,前支)。

【运动点定位与针刺方法】

1. **定位** 前斜角肌因受来自不同的颈脊神经节段支配而有多个运动点。针刺容易刺到的运动点是经外奇穴颈臂穴,它位于天鼎(LI17)穴的外侧或下方约0.5寸处,在胸锁乳突肌锁骨部位置(图3-6)。从前向后,用指压触诊压痛点,可出现向胸、肩部或向下到手臂的放射感(颈臂穴位于颈部,在锁骨内1/3与外2/3交点处直上1寸,胸锁乳突肌锁骨头肌腹后缘处。天鼎穴位于颈部,横平环状软骨,在胸锁乳突肌后缘处。译者注)。

2. **针刺操作** 垂直刺法,从前侧向后侧缓慢而有序地推进,进针深度0.5~0.75英寸(1.3~1.9cm)。针体将进入臂丛神经前方的前斜角肌内。(临床上颈臂穴主要用于针刺刺激臂丛神经治疗相关疾病,前斜角肌运动点尽管在体表位置上与颈臂重合,但在针刺时应刺向前斜角肌的肌腹内,引出前斜角肌的收缩;而

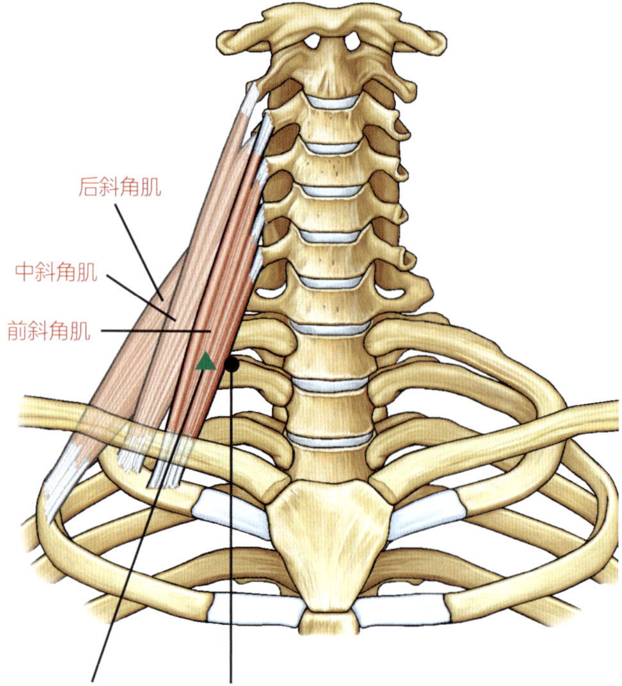

图3-6 前斜角肌运动点

颈臂穴针刺时则刺向胸锁乳突肌后缘与前斜角肌下缘之间，引出向上肢或胸肩部的放射感。译者注）。

⊙ 提醒：该运动点位于颈动脉和颈内静脉的稍外侧部，在肺尖的略上方（针刺时不可针尖朝下，以免导致气胸。译者注）。

【运动点主治】

胸廓出口综合征，肩前痛，上肢神经根病变或感觉异常，颈部侧屈活动范围受限。

○ 颈臂穴为经外奇穴，出自《芒针疗法》。定位在锁骨内 1/3 与 2/3 交点处直上 1 寸，胸锁乳突肌锁骨头后缘。传统上认为有祛风止痛、舒经活络作用。主要治疗颈椎病、肩周炎、偏瘫、臂丛神经痛、肩背风湿症，以及上肢麻木、肌肉萎缩等（译者注）。

【拮抗肌】

头夹肌、颈夹肌和肩胛提肌。

【相关的华佗夹脊穴】

相应夹脊穴位置（在脊椎旁）与 C_3~C_6 脊神经节段水平相对应。用垂直刺法，刺入深度 0.5~1.5 英寸（1.3~3.8cm）。

【附注】

该肌起点为第 3~6 颈椎横突前结节，止点为第 1 肋骨上缘内侧的斜角肌结节（靠近锁骨下动脉沟前方）。

七、中斜角肌(Scalenus medius)

【主要作用】

屈颈,使颈部向同侧侧屈,向对侧旋转(一侧收缩时可引起颈部向同侧屈曲,或向对侧旋转、前屈;两侧同时收缩可上提第1肋骨,助吸气。译者注)。

【神经支配】

颈神经(C_3~C_7,前支)。

【运动点定位与针刺方法】

1. 定位 位于经外奇穴地甲(原著中未说明是地甲1还是地甲2,从图中标识看应指地甲2穴。译者注)穴位置,即天窗(SI16)穴后1寸处(图3-7)[原著中将SI16(天窗)标识为Yingchuang有误。膺窗为胃经穴(ST16),位于第3肋间隙,显然与图中标识部位不符]。

2. 针刺操作 斜刺法,针尖朝着喉结方向斜刺,进针深度0.5~1英寸(1.3~2.5cm)。

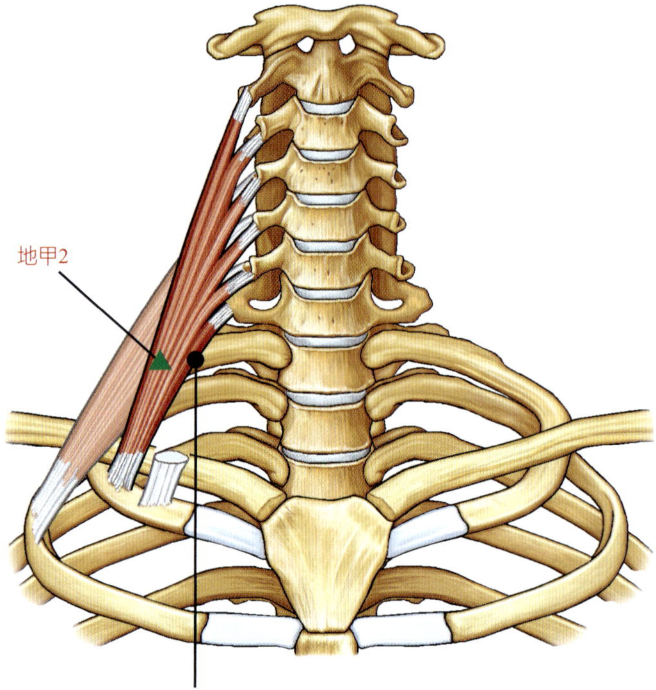

图3-7 中斜角肌运动点

【运动点主治】

胸廓出口综合征，单侧头部或面部疼痛，肩前部疼痛，上肢的神经根病变或感觉异常，颈部侧屈活动范围受限。

○ 地甲穴源自 1974 年上海中医学院编著的《针灸学》(P239，人民卫生出版社)，原著中有地甲 1 和地甲 2 两个经外奇穴，均为治疗地方性甲状腺肿的奇穴，因此命名为地甲穴。地甲 1 定位为大椎穴上 0.5 寸，旁开一横指；地甲 2 的定位为胸锁乳突肌中央后缘旁开 1 寸。显然，本书中的地甲穴应指地甲 2 穴。译者注)。

【拮抗肌】

头夹肌、颈夹肌和肩胛提肌。

【相关的华佗夹脊穴】

相应夹脊穴位置(在脊椎旁)与 C_3~C_7 脊神经节段水平相对应。用垂直刺法，刺入深度 0.5~1.5 英寸(1.3~3.8cm)。

【附注】

该肌起点为第 2~7 颈椎横突，主要附着于第 3~7 颈椎横突的后结节；止点为第 1 肋骨的上表面，靠近其外侧缘。

八、后斜角肌(Scalenus posterior)

【主要作用】

屈颈，使颈部向同侧侧屈，向对侧旋转(一侧收缩时可使颈部向同侧屈曲，或向对侧旋转、前屈；两侧同时收缩可上提第 2 肋骨，助吸气。译者注）。

【神经支配】

颈神经（C_6~C_7，后支）。

【运动点定位与针刺方法】

1. 定位　位于经外奇穴地甲（应指地甲 2 穴。译者注）穴部位，即天窗（SI16）穴后 1 寸处（图 3-8）。

2. 针刺操作　斜刺法，针尖朝着 C_5 或 C_6 椎体方向斜刺，进针深度 1 英寸（2.5cm）（尽管中斜角肌与后斜角肌运动点的体表定位重叠，但针刺方向和深度均有区别，中斜角肌运动点针刺方向朝着喉结，喉结通常平对第 4、5 颈椎。因此，后斜角肌运动点的针尖方向略低于中斜角肌，针刺深度通常更深。译者注）。

【运动点主治】

胸廓出口综合征，单侧头部或面部疼痛，肩前部疼痛，上肢神经根病变或感觉异常，颈部侧屈活动范围受限。

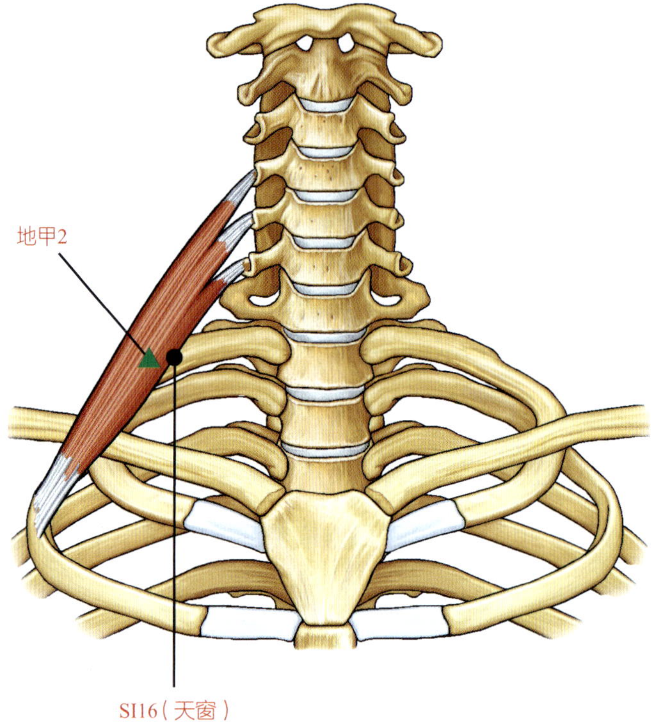

图 3-8　后斜角肌运动点

【拮抗肌】

头夹肌、颈夹肌和肩胛提肌。

【相关的华佗夹脊穴】

相应夹脊穴位置(在脊椎旁)与 C_6~C_7 脊神经节段水平相对应。用斜刺法,刺入深度 0.5~1.5 英寸(1.3~3.8cm)。

【附注】

该肌起点为第 5~7 颈椎横突的后结节,止点为第 2 肋骨的外侧。

(冯志杰 译,杜元灏 审校)

第 4 章

肩部肌肉运动点定位、操作及适应证

◇ 本章介绍的作用于肩部的肌肉主要包括

一、前锯肌（Serratus anterior）

【主要作用】

外展并向上旋转肩胛骨。

【神经支配】

胸长神经（$C_{5\sim7}$，为臂丛神经锁骨上分支之一）。

【运动点定位与针刺方法】

1. 定位　有多个运动点，每个运动点分别位于前锯肌的 8 或 9 个肌头上，均分布在腋窝中线或稍前方的位置（图 4-1）。

其中有 2 个运动位于传统穴位辄筋（GB23）穴、大包（SP21）穴位置（辄筋位于胸外侧区，第 4 肋间隙中，腋中线前 1 寸处。大包位于胸外侧区，第 6 肋间隙，在腋中线上。译者注）。

另外，有 2 个运动点分别位于胸乡（SP19）穴和周荣（SP20）穴的水平线上后移 1 寸处（胸乡位于胸部，第 3 肋间隙，前正中线旁开 6 寸。周荣位于胸部，第 2 肋间隙，前正中线旁开 6 寸。译者注）。

2. 针刺操作　斜刺法，进针深度为 0.5~1 英寸（1.3~2.5cm）。

⊙ 提醒：为避免刺入胸膜腔，针尖应沿着肋骨上缘进针，而非刺入肋间隙。

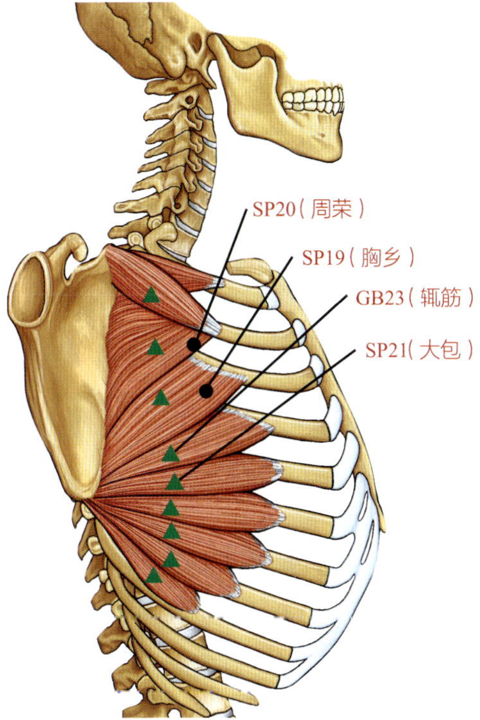

图 4-1　前锯肌运动点

【运动点主治】

肩痛，肋间肌劳损，肋骨骨折及哮喘。

○ 辄筋（GB23）穴是（胆经）与膀胱经交会穴，传统上用于宽胸理气和调节上、中、下三焦气机。

○ 大包（SP21）穴是脾经的重要穴位即络穴，传统上用于统调周身气血以濡养筋肉关节，并具有宽胸理气之功。

【拮抗肌】

大菱形、小菱形和肩胛提肌。

【相关的华佗夹脊穴】

相应夹脊穴位置（在脊椎旁）与 C_5~C_7 脊神经节段水平相对应。用垂直刺法，刺入深度 0.5~1.5 英寸（1.3~3.8cm）。

【附注】

该肌起点为上 8 或 9 个肋骨外面，止点为肩胛骨内侧缘及其下角。

二、肩胛提肌（Levator scapula）

【主要作用】

上提、内收并下旋肩胛骨，屈曲颈椎，使颈椎向同侧旋转。

【神经支配】

肩胛背神经（$C_{3\sim5}$，臂丛神经锁骨上分支之一）（一般认为源自 $C_{4\sim5}$。译者注）。

【运动点定位与针刺方法】

1. 定位　位于经外奇穴地甲 2 穴部位上 0.5 寸处(图 4-2)

［原著中的描述是“位于经外奇穴地甲穴处，即在天窗(SI16)穴后 1 寸，上移 0.5 寸处”。由于描述中并没有标识是地甲 1 还是地甲 2，但从此处的地甲穴定位看，显然与中斜角肌中的地甲穴(地甲 2)上下相差 0.5 寸，也就表明此处的地甲穴与中斜肌中地甲穴不是同一个穴位。从前述的《针灸学》中对地甲 1 的定位看，作者此处所提到的地甲穴与《针灸学》所定的地甲 1 位置也有出入(即地甲 1 在大椎穴上 0.5 寸，旁开一横指处)。《针灸学》的标识图上，地甲 1 处于第 7 颈椎横突的内侧靠近该椎体的上缘处，显然不在肩胛提肌的肌腹上。经与原作者沟通，作者认为两个地甲穴在一条垂线上，彼此仅距离 0.5 寸，这与《针灸学》的定位不符。为了避免造成混乱，本处以地甲 2 作为参考点，因此，此处的定位改为地甲 2 上 0.5 寸处为妥，这一修改原作者表示赞同。译者注］。

2. 针刺操作　垂直刺法，刺入深度为 1 英寸(约

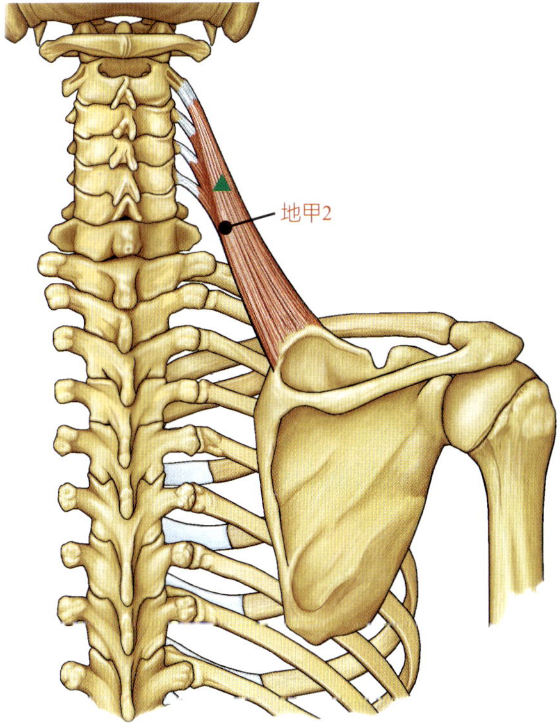

图 4-2　肩胛提肌运动点

2.5cm)。

【运动点主治】

肌肉紧张型头痛,颈肩痛,肩胛提肌痉挛或劳损,单侧头部或面部疼痛,颈部侧屈和旋转时活动范围受限。

【拮抗肌】

斜方肌上部肌束、斜方肌下部肌束和前锯肌。

【相关的华佗夹脊穴】

相应夹脊穴位置(在脊椎旁)与 C_3~C_5 脊神经节段水平相对应。用垂直刺法,刺入深度 0.5~1.5 英寸(1.3~3.8cm)。

【附注】

该肌起点为上位颈椎横突,止点为肩胛骨上角和内侧缘上部。

三、大菱形肌(Rhomboid major)

【主要作用】

内收、上提及下旋肩胛骨。

【神经支配】

肩胛背神经($C_{5\sim6}$,臂丛神经锁骨上分支之一)。

【运动点定位与针刺方法】

1. **定位** 在第 4 胸椎(T_4)棘突下缘水平,旁开 2.5 寸,即位于厥阴俞(UB14)穴与膏肓俞(UB43)穴之间连线的中点处(图 4-3)(厥阴俞位于脊柱区,在第 4 胸椎棘突下,后正中线旁开 1.5 寸处。膏肓俞位于脊柱区,在第 4 胸椎棘突下,后正中线旁开 3 寸处。译者注)。

2. 针刺操作　斜刺法,刺入深度为 0.5~1 英寸(1.3~2.5cm)。

【运动点主治】

肌肉紧张型头痛,肩痛,大菱形肌痉挛或劳损,颈椎小关节源性疼痛放射模式[特指疼痛从原发部位(如病变小关节)向其他体表区域的传导规律,表现为特定部位的放射性疼痛图谱。该术语用于描述颈椎小关节病变引起的特征性疼痛区域,例如:上颈椎(C_2~C_3)病变可放射至枕部及耳周;下颈椎(C_5~C_6)病变常导致肩胛区及上臂疼痛。此类模式是诊断小关节源性疼痛的重要依据。译者注]。

• **经验性运动点**:(临床经验)证实该运动点可缓解因肝气郁滞引发的身体紧张状态及消化不适症状。

【拮抗肌】

前锯肌和胸小肌。

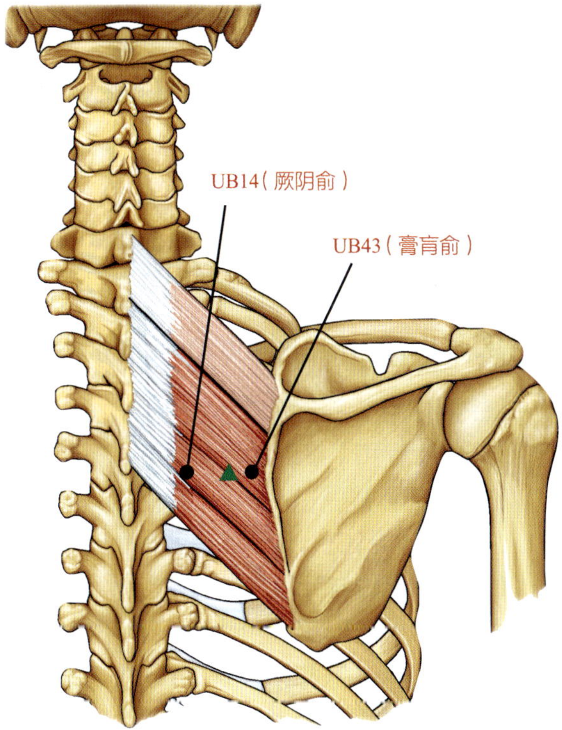

图 4-3　大菱形肌运动点

【相关的华佗夹脊穴】

相应夹脊穴位置(在脊椎旁)与 C_5~C_6 脊神经节段水平相对应。用垂直刺法,刺入深度 0.5~1.5 英寸(1.3~3.8cm)。

【附注】

该肌起点为第 2 至第 5 胸椎(T_2~T_5)的棘突;止点为肩胛骨内侧缘的中下部,延伸至肩胛骨下角附近。

四、小菱形肌(Rhomboid minor)

【主要作用】

内收、上提和下旋肩胛骨。

【神经支配】

肩胛背神经($C_{4\sim5}$,臂丛神经锁骨上分支之一)。

【运动点定位与针刺方法】

1. 定位 位于第 2 胸椎(T_2)棘突下缘水平,旁开 2 寸,即在风门(UB12)穴和附分(UB41)穴之间连线的中点处(图 4-4)(风门穴位于脊柱区,第 2 胸椎棘突下,后正中线旁开 1.5 寸。附分位于脊柱区,第 2 胸椎棘突下,后正中线旁

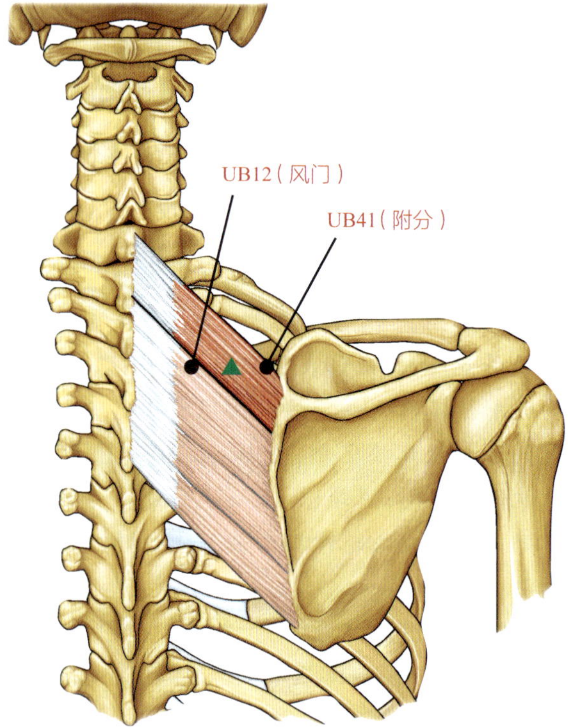

图 4-4 小菱形肌运动点

开 3 寸。译者注)。

2. **针刺操作**　斜刺法，刺入深度为 0.5~1 英寸(1.3~2.5cm)。

【运动点主治】

肌肉紧张型头痛，肩痛，菱形肌轻度痉挛或劳损，颈椎小关节源性疼痛模式。

【拮抗肌】

前锯肌、胸小肌。

【相关的华佗夹脊穴】

相应夹脊穴位置(在脊椎旁)与 C_4~C_5 脊神经节段水平相对应。用垂直刺法，刺入深度 0.5~1.5 英寸(1.3~3.8cm)。

【附注】

该肌肉起点为第 7 颈椎和第 1 胸椎的棘突；止点为肩胛骨内侧缘的上部，靠近肩胛冈根部。

五、斜方肌(上部肌束)[Trapezius(upper fibers)]

【主要作用】

上提和上旋肩胛骨(上部肌束也参与颈部侧屈和后仲的动作。译者注)。

【神经支配】

颈神经(C_3、C_4，前支)；副神经(第 11 对脑神经)。

【运动点定位与针刺方法】

1. 定位 共有2个运动点(图4-5)。

第1部分肌束的运动点:沿着小肠经,大约在斜方肌上部肌束前缘处,即肩中俞(SI15)穴与天窗(SI16)穴之间连线的中点处(肩中俞位于脊柱区,在第7颈椎棘突下,后正中线旁开2寸处。译者注)。

第2部分肌束的运动点:在肩井(GB21)穴处(肩井位于肩胛区,第7颈椎棘突与肩峰最外侧点连线的中点。译者注)

2. 针刺操作 均采用斜刺法。

第1运动点:斜刺法,针由前向后,斜向上方刺入上部肌束的边缘即可。

第2运动点:斜刺法,针尖从天髎(SJ15)穴刺向肩井(GB21)穴,应避免进入胸膜腔。针尖应抵达皮肤表面下大约0.5英寸(约1.3cm)深度(天髎位于肩胛区,肩胛骨上角骨际凹陷中。译者注)。

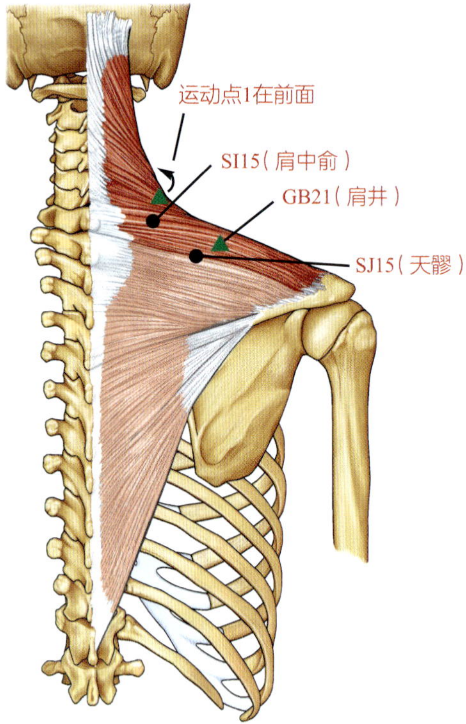

图4-5 斜方肌上部肌束运动点

【运动点主治】

肩痛,肌肉紧张型头痛(特别是太阳穴和眼区痛),颈椎小关节源性疼痛模式,情绪压力(紧张状态)或局促不安感。

○ 肩井（GB21）是（胆经）与膀胱经、三焦经和阳跷脉的交会穴（一般认为本穴是胆经与三焦经、阳维脉的交会穴，作者观点待考。译者注），传统上用于刺激胆经、缓解疼痛和化痰，特别是慢性咳嗽。

【拮抗肌】

斜方肌下部肌束、对侧斜方肌上部肌束。

【相关的华佗夹脊穴】

相应夹脊穴位置（在脊椎旁）与 C_3、C_4 脊神经节段水平相对应。用垂直刺法，刺入深度 0.5~1.5 英寸（1.3~3.8cm）。

【附注】

斜方肌上部肌束起点为上项线、枕外隆凸、项韧带及第 7 颈椎，止点为锁骨外侧 1/3、肩峰及肩胛冈。

六、斜方肌（中部肌束）[Trapezius（middle fibers）]

【主要作用】

内收肩胛骨（使肩胛骨向脊柱靠拢，与菱形肌协同稳定肩胛骨，维持挺胸姿势。译者注）。

【神经支配】

颈神经（C_3、C_4，前支）；副神经（第 11 对脑神经）。

【运动点定位与针刺方法】

1. 定位　位于第 3 胸椎（T_3）棘突下缘水平，旁开 2 寸处，即在肺俞（UB13）穴与魄户（UB42）穴之间连线的中点处（图 4-6）（肺俞穴位于脊柱区，第 3 胸椎棘突下，后正中线旁开 1.5 寸处；魄户穴位于脊柱区，第 3 胸椎棘突下，后正中线旁开 3 寸处。译者注）。

2. 针刺操作 斜刺法，刺入深度为 0.5~1 英寸（1.3~2.5cm）。

【运动点主治】

肩痛，斜方肌中部肌束痉挛或劳损，肌肉紧张型头痛，颈椎小关节源性疼痛模式。

【拮抗肌】

前锯肌。

【相关的华佗夹脊穴】

相应夹脊穴位置（在脊椎旁）与 C_3、C_4 脊神经节段水平相对应。用垂直刺法，刺入深度 0.5~1.5 英寸（1.3~3.8cm）。

【附注】

斜方肌中部肌束起点为第 1~5 胸椎棘突，止点为肩峰内侧缘及肩胛冈上唇外侧部。

七、斜方肌（下部肌束）[Trapezius（lower fibers）]

【主要作用】

内收并上旋肩胛骨（可下拉肩胛骨。译者注）。

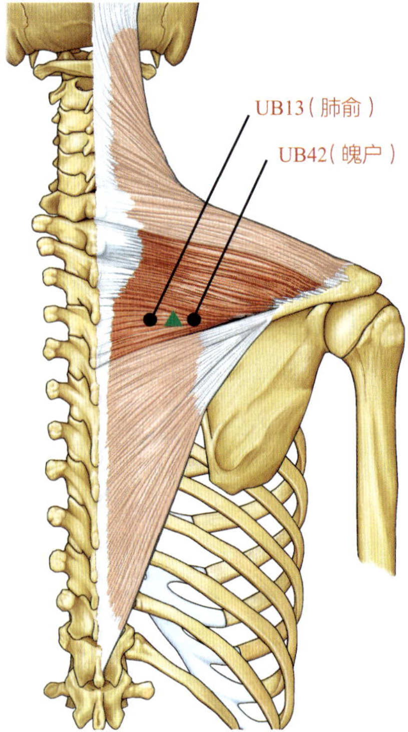

图 4-6　斜方肌中部肌束运动点

【神经支配】

颈神经（C_3、C_4，前支），副神经（第 11 对脑神经）。

【运动点定位与针刺方法】

1. 定位　位于第 5 胸椎（T_5）棘突下缘水平，旁开 2 寸处，即在心俞（UB15）穴和神堂（UB44）穴之间连线的中点处（图 4-7）（心俞穴位于脊柱区，第 5 胸椎棘突下，后正中线旁开 1.5 寸处。神堂穴位于脊柱区，第 5 胸椎棘突下，后正中线旁开 3 寸处。译者注）。

2. 针刺操作　斜刺法，刺入深度为 0.5~1 英寸（1.3~2.5cm）。

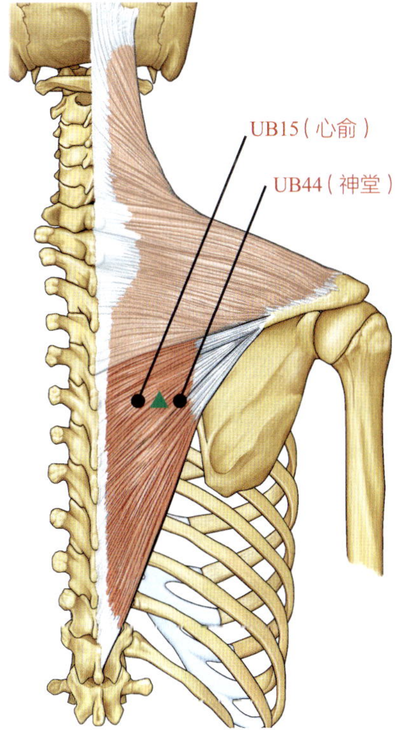

图 4-7　斜方肌下部肌束运动点

【运动点主治】

肩痛，斜方肌下部肌束痉挛或劳损，肌肉紧张型头痛，颈椎小关节源性疼痛模式。

【拮抗肌】

前锯肌、肩胛提肌和菱形肌。

【相关的华佗夹脊穴】

相应夹脊穴位置（在脊椎旁）与 C_3、C_4 脊神经节段水平相对应。用垂直刺法，刺入深度 0.5~1.5 英寸（1.3~3.8cm）。

【附注】

下部肌束起点为第 6~12 胸椎棘突，止点为肩胛冈内侧 1/2 部分。

八、胸小肌(Pectoralis minor)

【主要作用】

外展并下旋肩胛骨(胸小肌的主要作用是将肩胛骨向前下方牵拉，当肩胛骨固定时，可上提肋以助吸气。译者注)。

【神经支配】

胸外侧神经($C_{5\sim7}$，臂丛神经锁骨下分支之一)。

【运动点定位与针刺方法】

1. 定位 位于膺窗(ST16)穴和胸乡(SP19)穴之间连线的中点处，即第3肋间隙内(图4-8)(膺窗穴位于胸部，第3肋间隙，前正中线旁开4寸处。胸乡穴位于胸部第3肋间隙，前正中线旁开6寸处。译者注)。

2. 针刺操作 由于胸小肌位于胸大肌的下面，因此，需用手指触诊来评估目标组织(胸小肌)的深度，用垂直刺法，按照评估的深度刺入胸小肌运动点。

⊙ 提醒：为避免刺穿胸膜腔，针不可穿过胸小肌纤维(深层)(为保证安全，可在运动旁0.5寸处进针，采用斜刺法刺入胸小肌运动点处，运动点处针尖与皮肤表面的距离应严格控制在触诊评

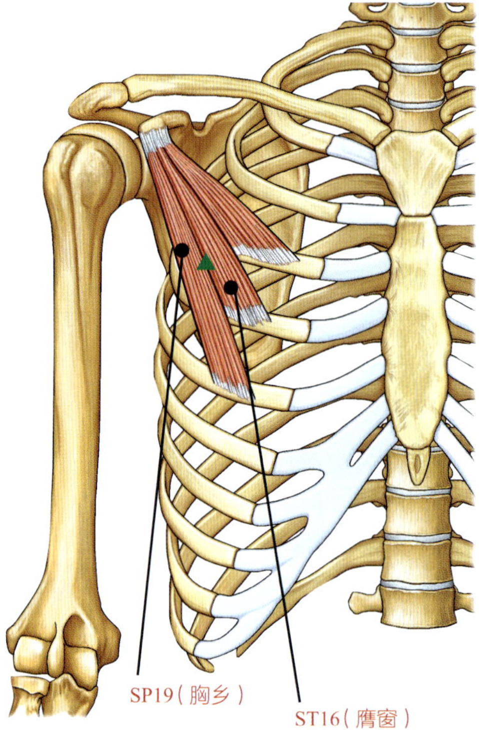

图4-8 胸小肌运动点

估的深度之内，即应使针尖处于肋骨平面之上。译者注）。

【运动点主治】

胸廓出口综合征，菱形肌和斜方肌中部肌束疼痛，上肢阴经（肺经、心经和心包经）分布区的疼痛或感觉异常。

【拮抗肌】

前锯肌和菱形肌。

【相关的华佗夹脊穴】

相应夹脊穴位置（在脊椎旁）与 C_5~C_7 脊神经节段水平相对应。用垂直刺法，刺入深度 0.5~1.5 英寸（1.3~3.8cm）。

【附注】

该肌的起点为第 3~5 肋骨前端及肋软骨，靠近胸骨外侧缘；止点为肩胛骨的喙突。

九、冈上肌（Supraspinatus）

【主要作用】

外展肩关节。

【神经支配】

肩胛上神经（$C_{4\sim6}$，臂丛神经锁骨上分支之一）。

【运动点定位与针刺方法】

1. 定位 位于秉风(SI12)穴处(图 4-9)(秉风穴位于肩胛区，肩胛冈中点上方冈上窝中。译者注)。

2. 针刺操作 垂直刺法，刺入深度为1~1.5 英寸(2.5~3.8cm)。

【运动点主治】

冈上肌肌腱病变，肩痛特别是外展时出现的疼痛，上肢阳经(大肠经、小肠经、三焦经)分布区的疼痛或感觉异常。

○ 秉风(SI12)穴是大肠经、三焦经、小肠经、胆经的交会穴。除了治疗肩部疼痛外，该穴传统上可用于治疗颈部转动困难和慢性咳嗽。

【拮抗肌】

大圆肌、小圆肌和胸大肌。

【相关的华佗夹脊穴】

相应夹脊穴位置(在脊椎旁)与 C_4~C_6 脊神经节段水平相对应。用垂直刺法，刺入深度0.5~1.5 英寸(1.3~3.8cm)。

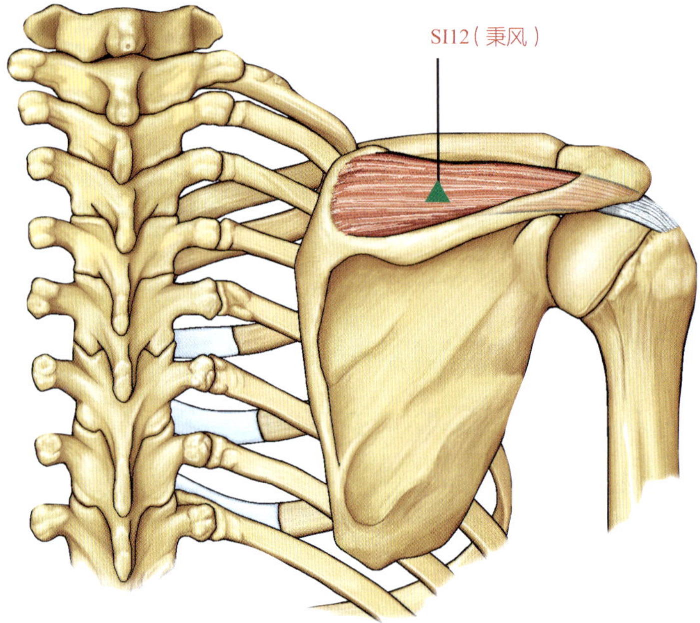

图 4-9 冈上肌运动点

【附注】

该肌的起点为肩胛骨冈上窝(其起点范围较广,从肩胛骨内缘向外延伸至肩胛冈根部,与斜方肌的部分纤维存在解剖学重叠),止点为肱骨大结节的上部。

十、冈下肌(Infraspinatus)

【主要作用】

外旋肩关节。

【神经支配】

肩胛上神经($C_{4\sim6}$,臂丛神经锁骨上分支之一)。

【运动点定位与针刺方法】

1. **定位**　共有 2 个运动点(图 4-10)。

第 1 个运动点:在天宗(SI11)穴上方及外侧各 1 寸处(天宗穴位于肩胛区,在肩胛冈中点与肩胛骨下角连线上 1/3 与下 2/3 交点凹陷中。译者注)。

第 2 个运动点:在天宗穴下方及内侧各

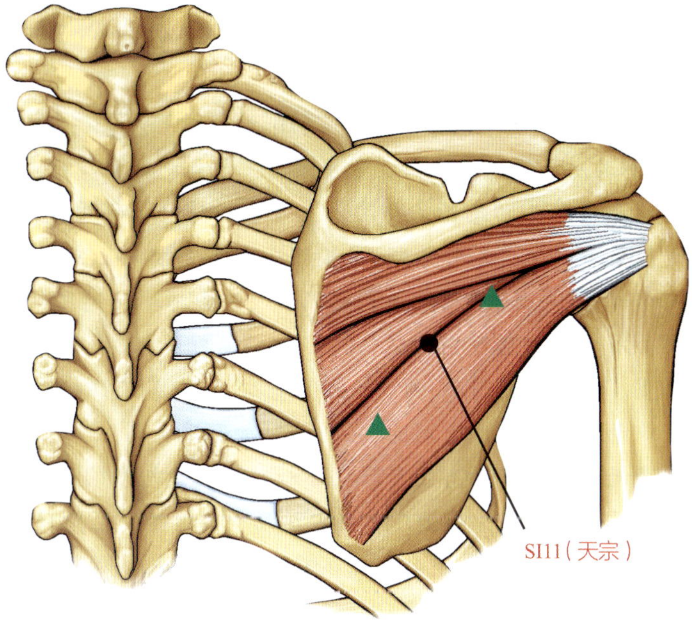

图 4-10　冈下肌运动点

1~1.5 寸处。

2. 针刺操作 均采用斜刺法。

第 1 运动点：针向内下方斜刺，进针深度为 0.5~1 英寸（1.3~2.5cm）。

第 2 运动点：针向外上方斜刺，进针深度为 0.5~1 英寸（1.3~2.5cm）。

【运动点主治】

冈下肌劳损和肌腱病，肩关节前部与后部疼痛，颈痛，肩关节内旋活动范围受限［冈下肌功能是外旋肩关节，但其功能障碍为什么也会导致肩关节内旋活动障碍？核心机制在于其解剖功能丧失引发的肩袖肌群力偶失衡和肱骨头动态稳定异常。①冈下肌功能障碍的直接效应包括：外旋功能丧失和肩袖力偶失衡。冈下肌是肩关节最主要的外旋肌，其损伤或无力直接导致肩关节外旋力量减弱，内旋肌群代偿性紧张。当手臂需要内旋时，胸大肌、背阔肌等内旋肌群因失去拮抗而过度收缩，导致肩关节内旋方向肌力失衡，限制内旋活动范围。肩袖肌群通过内旋肌（肩胛下肌）与外旋肌（冈下肌、小圆肌）的协同收缩维持肱骨头在关节盂中的稳定位置。冈下肌损伤后，外旋肌群力量减弱，内旋肌群相对过度紧张，导致肱骨头被异常拉向关节盂前方。肱骨头前移会挤压肩峰下间隙，在内旋时加剧肩峰与肱骨头的撞击，进一步限制内旋活动范围。②继发性生物力学紊乱包括关节动态稳定性破坏和肌肉代偿与挛缩。冈下肌与其他肩袖肌共同形成"压缩力"将肱骨头压向关节盂。其功能障碍使肱骨头在运动中失控性前上滑移，导致关节对位异常。内旋动作需肱骨头在盂内向后滑动，而前移的肱骨头会卡压在喙肩弓下方，机械性阻碍内旋。长期冈下肌无力可引发胸大肌、背阔肌等内旋肌代偿性缩短紧张，加重内旋僵硬度。另外，长期的冈下肌损伤可引发局部炎症，导致肩关节囊后部及周围韧带粘连挛缩，进一步限制内旋活动。如肩胛上神经受累（冈下肌受该神经支配），其损伤可能刺激该神经，引发冈上肌同步痉挛，造成肩关节整体僵硬，影响内旋功能。冈下肌损伤常伴随肩前区放射性疼痛（牵涉痛模式），患者在尝试内旋时会因疼痛主动限制活动幅度，形成功能性障碍。冈下肌参与控制肩胛骨稳定性，其功能障碍可导致肩胛骨前倾或上提，破坏肩胛-肱骨节律，使肱骨内旋时肩胛骨无法有效回缩，加剧活动受限。译者注]。

【拮抗肌】

肩胛下肌、大圆肌和三角肌前束。

【相关的华佗夹脊穴】

相应夹脊穴位置（在脊椎旁）与 C_4~C_6 脊神经节段水平相对应。用垂直刺法，刺入深度 0.5~1.5 英寸（约 1.3~3.8cm）。

【附注】

该肌的起点为肩胛骨冈下窝（覆盖其内侧 2/3 至 3/4 区域），止点为肱骨大结节的中部。

十一、小圆肌（Teres minor）

【主要作用】

外旋肩关节。

【神经支配】

腋神经（$C_{4\sim6}$，臂丛神经锁骨下分支之一）。

【运动点定位与针刺方法】

1. 定位 位于经外奇穴肩后穴处，即在肩贞（SI9）穴与臑俞（SI10）穴之间连线中点的位置（图 4-11）（肩贞穴位于肩胛区，在肩关节后下方，腋后纹头直上 1 寸处。臑俞穴位于肩胛区，在腋后纹头直上，肩胛冈下缘凹陷中。译者注）。

2. 针刺操作 垂直刺法，刺入深度为 1~1.5 英寸（2.5~3.8cm）。

【运动点主治】

小圆肌劳损及其肌腱病变，肩痛，肩关节内旋活动范围受限（小圆肌功能为外旋肩关节，但其功能障碍也可引起肩关节内旋活动受限，其机制可参考冈下肌部分内容来理解。译者注）。

○ 肩后穴为经外奇穴，源自《透穴与集合穴》，传统上认为具有舒筋通络止痛作用，临床上主要与肩前、肩髃联合应用，形

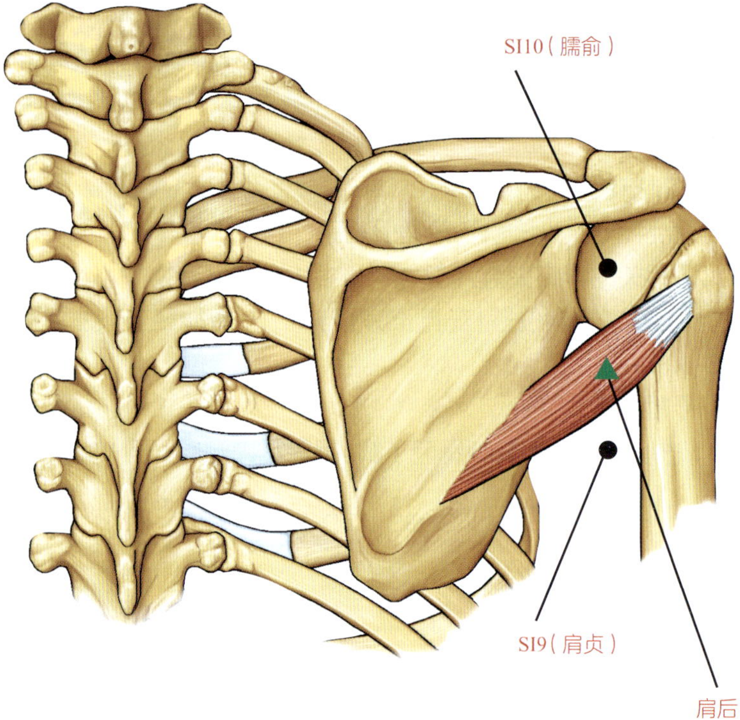

图 4-11 小圆肌运动点

成肩三针，用于治疗肩部病变及肩背痛（译者注）。

【拮抗肌】

肩胛下肌、大圆肌、三角肌前束和胸大肌。

【相关的华佗夹脊穴】

相应夹脊穴位置（在脊椎旁）与 C_4~C_6 脊神经节段水平相对应。用垂直刺法，刺入深度 0.5~1.5 英寸（1.3~3.8cm）。

【附注】

该肌起点为肩胛骨外侧缘的背面（靠近肩胛骨下部的 2/3 区域），止点为肱骨大结节的下部。

十二、肩胛下肌（Subscapularis）

【主要作用】

内旋肩关节（肩胛下肌也具有内收肩关节的作用。译者注）。

【神经支配】

肩胛下神经（$C_{4\sim6}$，臂丛神经锁骨下分支之一）。

【运动点定位与针刺方法】

1. 定位 使病人仰卧，尽可能舒适地外展手臂到最大限度，以确保充分地暴露肩胛下肌（便于治疗师能接触到肩胛下肌）。这样也有助于观察天宗（SI11）穴，因为肩胛下肌的运动点（体表位置）在天宗穴内侧及上方各 0.5~1 寸处，但（需注意）其确切的位置在肩胛骨的前侧（图 4-12）。通过触诊肩胛下肌肌腹，定位该运动点。

2. 针刺操作 斜刺法，针体以 35°~45° 夹角，针尖朝着下胸腔方向刺入，深度为 1.5~2 英寸（3.8~5.1cm）。

⊙ 提醒：该运动点非常靠近胸膜腔（在针刺过程中针尖尽可能贴着肩胛骨腹侧面，即应在侧胸肋骨面的上方与肩胛骨腹侧面之间，小心操作，防止造成气胸。译者注）。

【运动点主治】

肩痛，肩胛下肌劳损及其肌腱病变，上肢心经、小肠经（C_8 皮节）分布区的疼痛或感觉异常，肩关节外旋活动范围受限[肩胛下肌作为肩袖肌群中唯一的内旋肌，其功能障碍时可引起肩关节内收、旋内角度受限；但为什么也会导致肩关节外旋活动受限？主要涉及以下几种机制。①肌肉拮抗失衡。肩胛下肌与冈下肌、小圆肌互为拮抗肌，前者主导肩关节内旋，后者负责外旋。当肩胛下肌因损伤或紧张缩短时，其过度活跃会抑制外旋肌群（冈下肌、小圆肌）的收缩能力，形成“交互抑制失衡”，直接限制外旋幅度。②肱骨头动态稳定性破坏。肩胛下肌的核心功能是将肱骨头稳定在关节盂内，当其损伤后肱骨头前移，肩胛下肌无力时，肱骨头在肩关节外旋过程中易向前半脱位（前移），挤压前侧关节囊，引发疼痛并

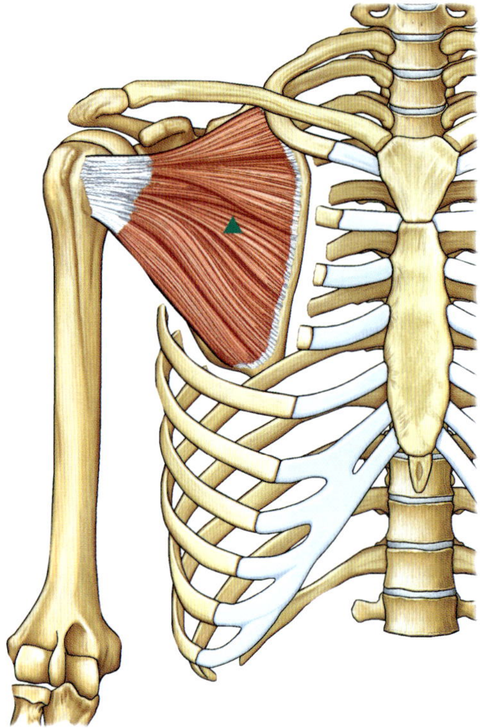

图 4-12 肩胛下肌运动点

机械性限制外旋。肩袖肌群共同维持肱骨头居中，如肩胛下肌功能下降会打破力偶平衡，导致外旋时肱骨头上移撞击喙肩弓，加剧疼痛和活动受限。③疼痛反射性抑制。损伤的肩胛下肌产生的疼痛信号（尤其在外旋时）会触发神经抑制，出现静止痛与运动痛；肩胛下肌激痛点可引发肩后侧、肩胛骨深处的放射性疼痛，患者因恐惧疼痛主动限制外旋动作；神经肌肉控制异常，疼痛干扰运动单位募集，导致外旋肌群激活延迟或无力，进一步削弱外旋能力。④继发性结构改变。长期功能障碍可能引发适应性病变：如关节囊粘连，肩胛下肌损伤常伴随肩关节囊前部炎症，逐渐进展为粘连性关节囊炎（冻结肩），使外旋角度严重受限（甚至 <45°）；代偿模式固化，患者通过肩胛骨前倾、上抬等错误代偿完成动作，进一步加重肩胛下肌劳损，形成恶性循环。总之，肩胛下肌障碍通过肌力失衡（拮抗抑制）→肱骨头失稳（前移/上移）→疼痛抑制→结构粘连的递进机制导致外旋受限。译者注］。

【拮抗肌】

三角肌后束、冈下肌和小圆肌。

【相关的华佗夹脊穴】

相关夹脊穴位置（在脊椎旁）与 C_5~C_6 脊神经节段水平相对应。用垂直刺法，刺入深度 0.5~1.5 英寸（1.3~3.8cm）。

【附注】

该肌起点为肩胛骨前面（即靠近胸腔的一侧）的肩胛下窝，止点为肱骨小结节。

十三、喙肱肌(Coracobrachialis)

【主要作用】

内收及前屈肩关节。

【神经支配】

肌皮神经(C_6、C_7,臂丛神经锁骨下分支之一)。

【运动点定位与针刺方法】

1. 定位 位于经外奇穴举臂穴处,即肩内陵穴下1寸处(图4-13)。肩内陵大约位于腋窝前襞与肩髃(LI15)穴之间连线的中点处(肩髃穴位于三角肌区,肩峰外侧缘前端与肱骨大结节两骨间凹陷中;屈臂外展,肩峰外侧呈现前后两个凹陷,前下方的凹陷即是本穴)。

2. 针刺操作 垂直刺法,刺入深度为1~1.5英寸(2.5~3.8cm)。

【运动点主治】

肩前痛,喙肱肌痉挛或劳损,肩关节水平内收(指手臂从侧平举位置向内水平移动。译者注)时疼痛,肱二头肌肌腱病变。

○ 举臂穴首载于《常用新医疗法手册》,其定位在肩前部肩峰前下方3.5寸处。该穴具有舒筋活络的主要功效,临床上主要用于治疗小儿麻痹后遗症引起的上肢运动功能障碍及肩周炎等病

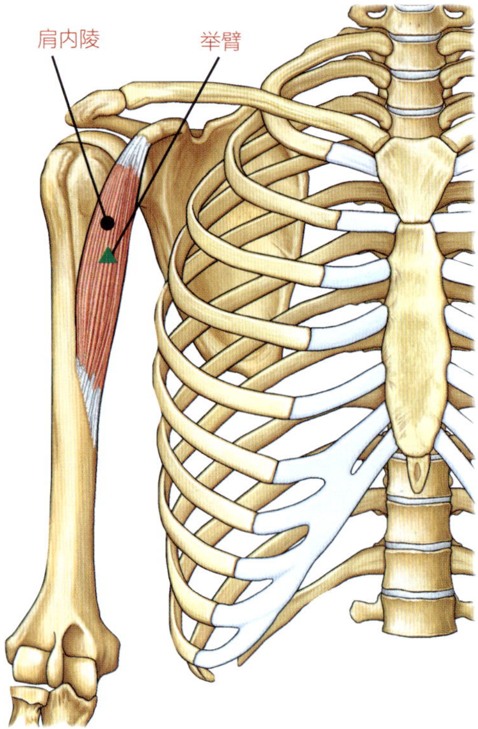

图4-13 喙肱肌运动点

症。译者注）。

【拮抗肌】

三角肌、冈上肌、背阔肌、大圆肌和肱三头肌（长头）。

【相关的华佗夹脊穴】

相应夹脊穴位置（在脊椎旁）与 C_6、C_7 脊神经节段水平相对应。用垂直刺法，刺入深度 0.5~1.5 英寸（1.3~3.8cm）。

【附注】

该肌起点为肩胛骨喙突的尖端，止点为肱骨中部内侧的小结节嵴（肱骨前内侧的骨性隆起）。

十四、三角肌（前部肌束）[Deltoid（anterior fibers）]

【主要作用】

内收、前屈和内旋肩关节（内收主要指水平内收。译者注）。

【神经支配】

腋神经（$C_{4\sim6}$，臂丛神经锁骨下分支之一）。

【运动点定位与针刺方法】

1. 定位　位于经外奇穴肩内陵穴处，大约在腋窝前襞与肩髃（LI15）穴之间连线的中点处（图 4-14）。

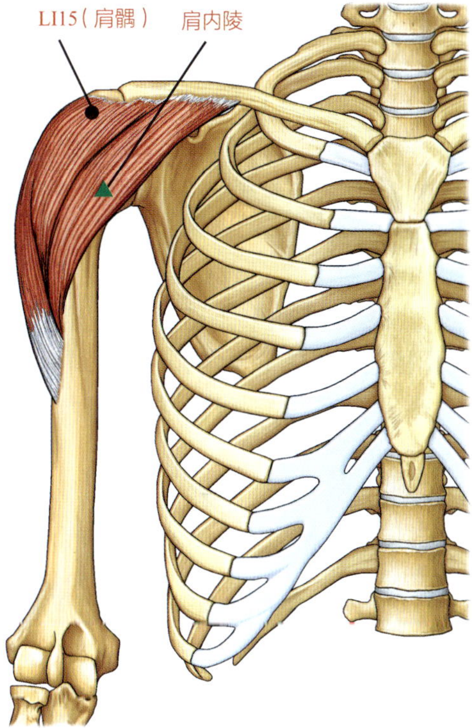

图 4-14　三角肌（前部肌束）运动点

2. 针刺操作 斜刺法，针尖朝着缺盆（ST12）穴或肩井（GB21）穴方向刺入，进针深度为 0.5~1 英寸（1.3~2.5cm）。（缺盆穴位于颈外侧区，锁骨上大窝内，前正中线旁开 4 寸，锁骨上缘凹陷中。译者注）。

【运动点主治】

三角肌前部肌束劳损和肌腱病变，肩和手臂疼痛，肱二头肌肌腱病变。

○ 肩内陵为经外奇穴，源自《腧穴学概论》，传统上认为有舒筋通络止痛作用，主要用于治疗上臂内侧痛（译者注）。

【拮抗肌】

三角肌后部肌束、冈下肌和小圆肌。

【相关的华佗夹脊穴】

相应夹脊穴位置（在脊椎旁）与 C_4~C_6 脊神经节段水平相对应。用垂直刺法，刺入深度 0.5~1.5 英寸（1.3~3.8cm）。

【附注】

该肌起点为锁骨外侧 1/3，止点为肱骨三角肌粗隆（肱骨中段外侧面）。

十五、三角肌（中部肌束）[Deltoid（middle fibers）]

【主要作用】

外展肩关节。

【神经支配】

腋神经（$C_{5\sim6}$，臂丛神经锁骨下分支之一）。

【运动点定位与针刺方法】

1. 定位　位于经外奇穴臑上穴位置，大约在肩髎（SJ14）穴直下 2 寸，再前移 0.5 寸处（图 4-15）（肩髎穴位于三角肌区，肩峰角与肱骨大结节两骨间的凹陷中。译者注）。

2. 针刺操作　垂直刺法，针入深度为 0.5~1 英寸（1.3~2.5cm）。

【运动点主治】

三角肌中部肌束劳损和肌腱病变，肩臂疼痛。

○ 臑上穴为经外奇穴，出自《常用新医疗法手册》，传统上认为具有疏通经络、止痛的作用，用于治疗上肢偏瘫、臂痛等（译者注）。

【拮抗肌】

小圆肌、大圆肌和胸大肌。

【相关的华佗夹脊穴】

相应夹脊穴位置（在脊椎旁）与 C_5~C_6 脊神经节

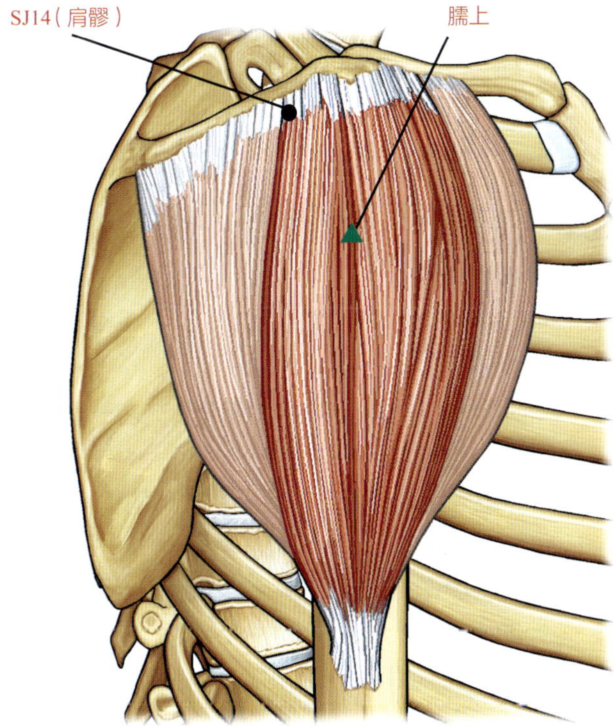

图 4-15　三角肌（中部肌束）运动点

段水平相对应。用垂直刺法，刺入深度 0.5~1.5 英寸（1.3~3.8cm）。

【附注】

该肌起点为肩峰（肩胛骨肩峰的骨性突起），止点为肱骨三角肌粗隆。

十六、三角肌（后部肌束）[Deltoid（posterior fibers）]

【主要作用】

外展、后伸和外旋肩关节。

【神经支配】

腋神经（C_5、C_6，臂丛神经锁骨下分支之一）。

【运动点定位与针刺方法】

1. 定位　运动点在三焦经上，位于肩髎（SJ14）穴远端（直下）2 寸，后移 0.5~1 寸处（图 4-16）。

2. 针刺操作　垂直刺法，刺入深度为 0.5~1 英寸（1.3~2.5cm）。

【运动点主治】

三角肌后部肌束劳损及其肌腱病变，肩和手臂疼痛。

【拮抗肌】

肩胛下肌、大圆肌、三角肌前部肌束和肱二头肌。

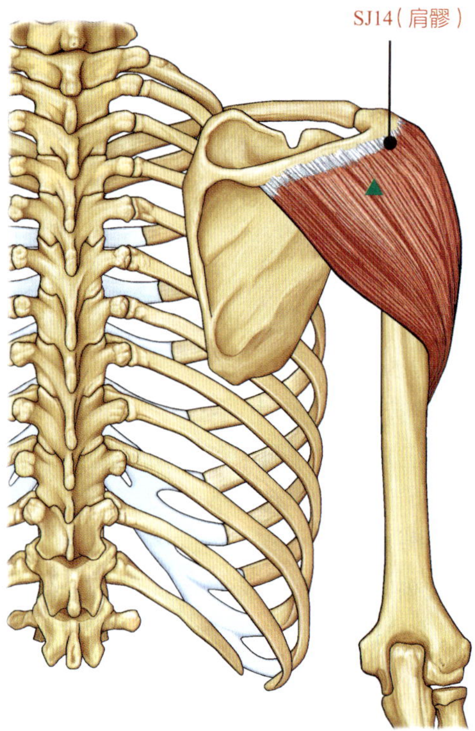

图 4-16　三角肌（后部肌束）运动点

【相关的华佗夹脊穴】

相应夹脊穴位置(在脊椎旁)与 C_5、C_6 脊神经节段水平相对应。用垂直刺法，刺入深度 0.5~1.5 英寸(1.3~3.8cm)。

【附注】

该肌的起点为肩胛骨的肩胛冈下缘及肩胛骨外侧缘的后侧(靠近背部中线的一侧)，止点为肱骨的三角肌粗隆。

十七、胸大肌(锁骨部)[Pectoralis major(clavicular portion)]

【主要作用】

前屈和水平内收肩关节。

【神经支配】

胸外侧神经($C_{5\sim7}$，臂丛神经锁骨下支之一)。

【运动点定位与针刺方法】

1. **定位**　位于库房(ST14)穴处(图 4-17)(库房穴位于胸部，在第 1 肋间隙，前正中线旁开

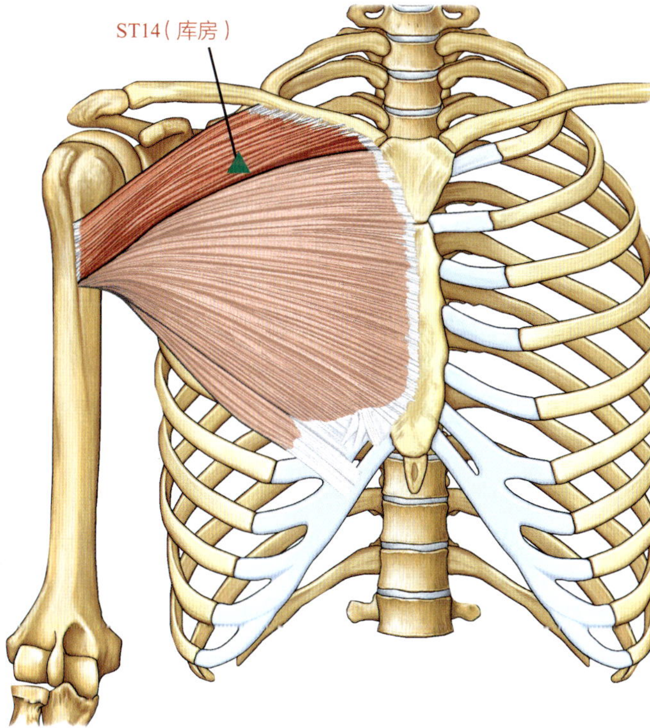

图 4-17　胸大肌(锁骨部)运动点

4 寸处。译者注)。

2. 针刺操作 斜刺法，针尖朝向外侧方向斜刺，进针深度为 0.5~1 英寸(1.3~2.5cm)。

【运动点主治】

胸大肌劳损及其肌腱病变，肩痛，胸廓出口综合征，锁骨痛。

- 经验性运动点：针刺或艾灸此运动点，可驱散胃寒。
- ○ 库房(ST14)穴传统上用于降气(逆)和宽胸。

【拮抗肌】

三角肌后部肌束、背阔肌和大圆肌。

【相关的华佗夹脊穴】

相应夹脊穴位置(在脊椎旁)与 C_5~C_7 脊神经节段水平相对应。用垂直刺法，刺入深度 0.5~1.5 英寸(1.3~3.8cm)。

【附注】

该肌起点为锁骨内侧 1/2~2/3 前缘，止点为肱骨大结节嵴(译者注)。

十八、胸大肌(胸骨部)[Pectoralis major(sternal portion)]

【主要作用】

内收、水平内收及内旋肩关节。

【神经支配】

胸内侧神经及胸外侧神经（$C_{5\sim7}$，臂丛神经锁骨下分支之一）。

【运动点定位与针刺方法】

1. 定位　在屋翳（ST15）穴稍外侧处（图 4-18）。（屋翳穴位于胸部，在第 2 肋间隙，前正中线旁开 4 寸。译者注）。

2. 针刺操作　斜刺法，针尖朝着外侧方向，刺入深度为 0.5~1 英寸（1.3~2.5cm）。

【运动点主治】

胸大肌劳损及其肌腱病变，肩痛。

- **经验性运动点**：此运动点可治疗由肝气郁滞引起的情绪压力（紧张状态）或局促不安感。

【拮抗肌】

背阔肌及前锯肌。

【相关的华佗夹脊穴】

相应夹脊穴位置（在脊椎旁）与 C_5~C_7 脊神经节段水平相对应。用垂直刺法，刺入深度 0.5~

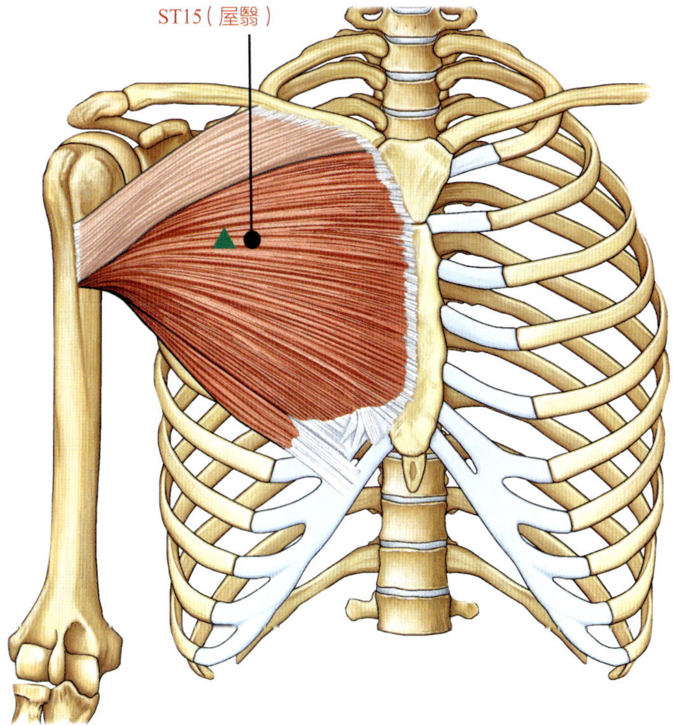

图 4-18　胸大肌（胸骨部）运动点

1.5 英寸(1.3~3.8cm)。

【附注】

该肌起点为胸骨前表面和第 1~6 肋软骨前面,止点为肱骨大结节嵴。

十九、大圆肌(Teres major)

【主要作用】

内收和内旋肩关节(也具有后伸肩关节作用。译者注)。

【神经支配】

肩胛下神经($C_{5\sim6}$,臂丛神经锁骨下分支之一)。

【运动点定位与针刺方法】

1. **定位** 位于经外奇穴肩痛点穴的位置,即在肩贞(SI9)穴上方及内侧各 1 寸,接近肩胛骨外侧缘处(图 4-19)。

2. **针刺操作** 垂直刺法,刺入深度为 1~1.5 英寸(2.5~3.8cm)。

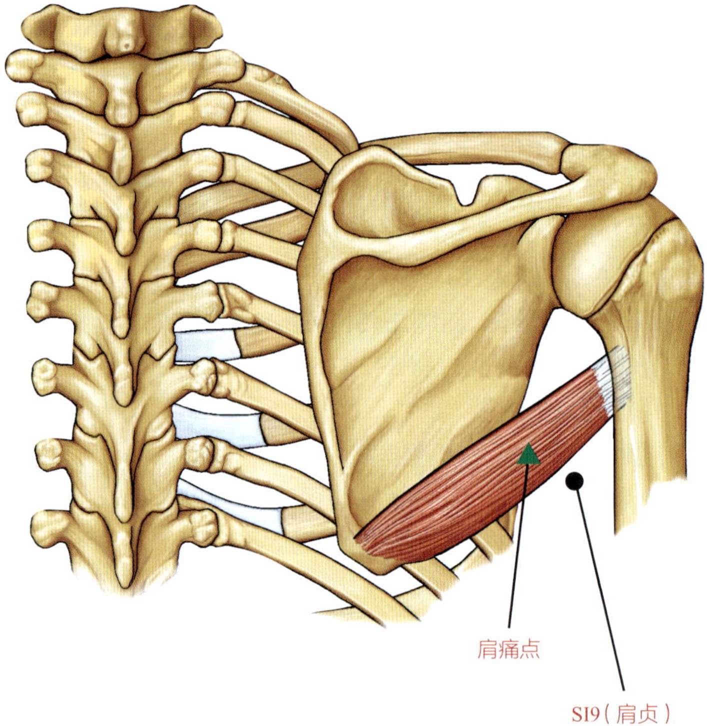

图 4-19 大圆肌运动点

⊙ 提醒：该运动点内侧接近胸腔（针刺时需谨慎，防止造成气胸。译者注）。

【运动点主治】

肩痛，大圆肌痉挛或劳损，肩关节前屈活动范围受限。

● 经验性运动点：此运动点可缓解大肠经循行路线上的疼痛，如肱骨外上髁炎和 de Quervain 综合征（狄奎凡综合征，又称狄奎凡腱鞘炎，桡骨茎突狭窄性腱鞘炎，是拇长展肌和拇短伸肌肌腱在第一背侧伸肌鞘内的炎症性疾病。长时间工作，不良姿势和不当用力，使肌腱反复摩擦或过度使用导致腱鞘炎症及粘连；好发于频繁使用拇指及腕部活动的人群，如操作电子设备、哺乳期女性、运动员。临床上，有沿着受累间隙的压痛，并且可能有桡骨茎突处肿胀。严重病例中，相应肌腱活动可引出嘎吱声。译者注）。

○ 肩痛点为经外奇穴，出自《常用新医疗法手册》。位于肩胛部肩胛骨腋窝缘中点处，传统上认为具有通络止痛作用，主治肩痛及上肢瘫痪等病症（译者注）。

【拮抗肌】

三角肌、冈上肌、冈下肌及小圆肌。

【相关的华佗夹脊穴】

相应夹脊穴位置（在脊椎旁）与 C_5~C_6 脊神经节段水平相对应。用垂直刺法，刺入深度 0.5~1.5 英寸（1.3~3.8cm）。

【附注】

该肌起点为肩胛骨下角背面，止点为肱骨小结节嵴。

二十、背阔肌(Latissimus dorsi)

【主要作用】

后伸、内收和内旋肩关节。

【神经支配】

胸背神经($C_{5\sim7}$,臂丛神经锁骨下分支之一)。

【运动点定位与针刺方法】

1. 定位 共有 2 个运动点(图 4-20)。

第 1 运动点:在肩胛骨下缘的外上方约 1 寸处。

第 2 运动点:在肩胛骨下缘的下方,即魂门(UB47)穴位置的略外侧处(魂门穴位于脊柱区,第 9 胸椎棘突下,后正中线旁开 3 寸。译者注)。

2. 针刺操作 均采用斜刺法。

第 1 运动点:斜刺法,以针体平行于肩胛骨外侧缘方向刺入,进针深度为 1~2.5 英寸(2.5~6.4cm)。

第 2 运动点:斜刺法,刺入深度为 0.5~1 英寸(1.3~2.5cm)。

【运动点主治】

背阔肌劳损及其肌腱病变、肩痛、肩关节前屈运动活动范围受限。

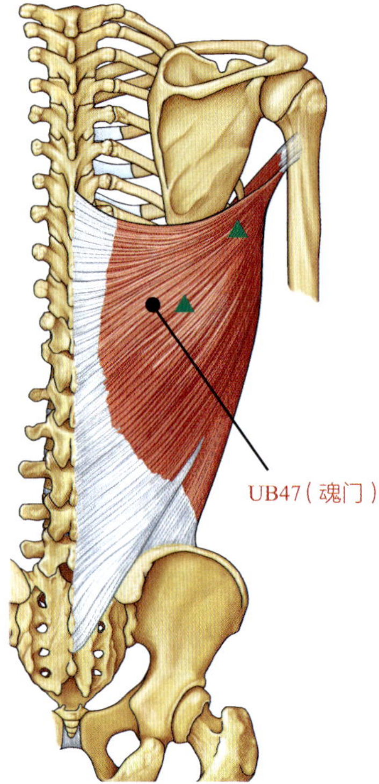

图 4-20 背阔肌运动点

【拮抗肌】

胸大肌（锁骨部）、三角肌、冈上肌、冈下肌和小圆肌。

【相关的华佗夹脊穴】

相应夹脊穴位置（在脊椎旁）与 C_5~C_7 脊神经节段水平相对应。用垂直刺法，刺入深度 0.5~1.5 英寸（1.3~3.8cm）。

【附注】

该肌的起点为下 6 个胸椎棘突（背部正中骨性突起）及全部腰椎、髂嵴，止点为肱骨小结节嵴。

（冯志杰、杜欣悦、林悦欣、周奕珩　译，杜元灏　审校）

第 5 章

肘部与前臂肌肉运动点定位、操作及适应证

◇ 本章介绍的作用于肘部及前臂的肌肉主要包括

一、旋前圆肌(Pronator teres)

【主要作用】

使前臂旋前(该肌肉也有屈肘作用。译者注)。

【神经支配】

正中神经($C_{6\sim7}$,臂丛,锁骨下分支之一)。

【运动点定位与针刺方法】

1. **定位** 过少海(HT3)穴与曲泽(PC)穴画一个等边三角形,运动点在该三角形的远端点处(图 5-1)(少海穴位于肘前区,横平肘横纹,在肱骨内上髁前缘处。曲泽穴位于肘前区,在肘横纹上,当肱二头肌腱的尺侧缘凹陷中。译者注)。

2. **针刺操作** 垂直刺法,刺入深度为 0.5~1 英寸(1.3~2.5cm)。

【运动点主治】

肘部疼痛,旋前圆肌痉挛或劳损,肱骨内上髁炎,腕管综合征(应为肘管综合征,疑原著笔误。译者注),旋前圆肌综合征,前臂心包经(正中神经分布区)部位感觉异常。

【拮抗肌】

旋后肌、肱三头肌及肘肌。

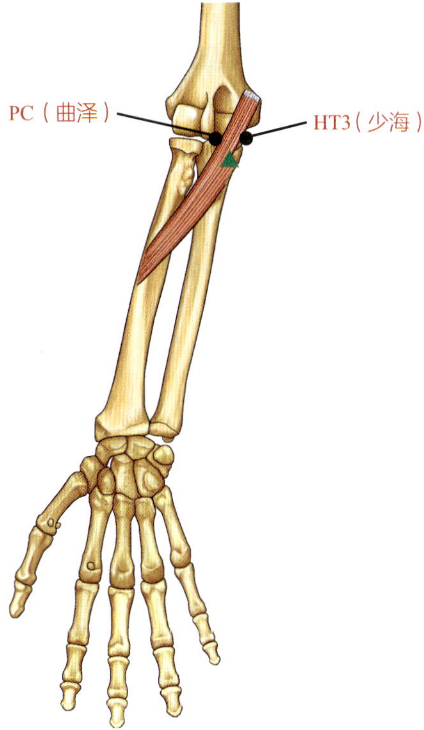

图 5-1 旋前圆肌运动点

【相关的华佗夹脊穴】

相应夹脊穴位置(在脊椎旁)与 C_6~C_7 脊神经节段水平相对应。用垂直刺法,刺入深度 0.5~1.5 英寸(1.3~3.8cm)。

【附注】

该肌起点为肱骨内上髁、前臂深筋膜,止点为肱骨中部的外侧面。

二、旋前方肌(Pronator quadratus)

【主要作用】

使前臂旋前。

【神经支配】

骨间前神经(C_6~T_1,臂丛,锁骨下分支正中神经的分支)。

【运动点定位与针刺方法】

1. 定位 在内关(PC6)穴深部,略靠近桡侧处(图 5-2)(内关穴位于前臂前区,在腕掌侧远端横纹上 2 寸,掌长肌腱与桡侧腕屈肌腱之间。译者注)。

2. 针刺操作 斜刺法,针尖朝着桡侧腕屈肌腱的下方刺入,深度为 0.5~0.75 英寸(1.3~1.9cm)。

⊙ 提醒:需缓慢而谨慎地从桡侧斜向深部进针,因为该运动点位于正中

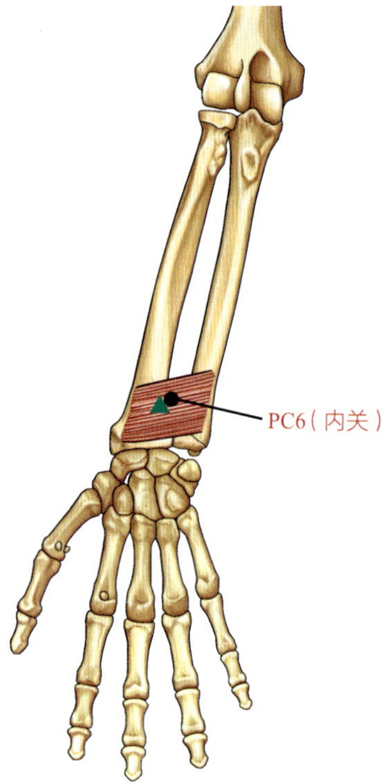

图 5-2 旋前方肌运动点

神经的桡侧深部。

【运动点主治】

腕部痛，腕管综合征，手握力减弱。

○ 内关（PC6）穴是心包经的络穴，同时也是与阴维脉有重要联系的穴位（内关为八脉交会穴之一，通阴维脉。译者注），传统上用于调气和宽胸，镇静安神，并通过调理胃腑来缓解恶心和呕吐。

【拮抗肌】

旋后肌。

【相关的华佗夹脊穴】

相应夹脊穴位置（在脊椎旁）与 C_6~T_1 脊神经节段水平相对应用垂直。刺法，刺入深度 0.5~1.5 英寸（1.3~3.8cm）。

【附注】

该肌肉的起点为尺骨远端的前面，止点为桡骨远端的前面。

三、旋后肌（Supinator）

【主要作用】

使前臂后旋（该肌肉也具有伸肘作用。译者注）。

【神经支配】

骨间后神经（$C_{5\sim7}$，臂丛，锁骨下分支桡神经的分支）。

【运动点定位与针刺方法】

1. 定位 共有 2 个运动点(图 5-3)。

第 1 运动点:在尺泽(LU5)穴远端 1~1.5 寸,偏向桡侧 0.5 寸处(尺泽穴位于肘区,在肘横纹上,肱二头肌腱桡侧缘凹陷中。译者注)。

第 2 运动点:前臂内旋时,此运动点在上廉(LI9)穴的深处(上廉穴位于前臂,在肘横纹下 3 寸,阳溪穴与曲池穴的连线上。阳溪穴位于腕区,在腕背侧远端横纹桡侧,桡骨茎突远端,即解剖学"鼻烟窝"凹陷中;曲池穴位于肘区,在尺泽与肱骨外上髁连线中点凹陷中。译者注)。

2. 针刺操作 均采用垂直刺法,刺入深度为 1 英寸(约 2.5cm)。

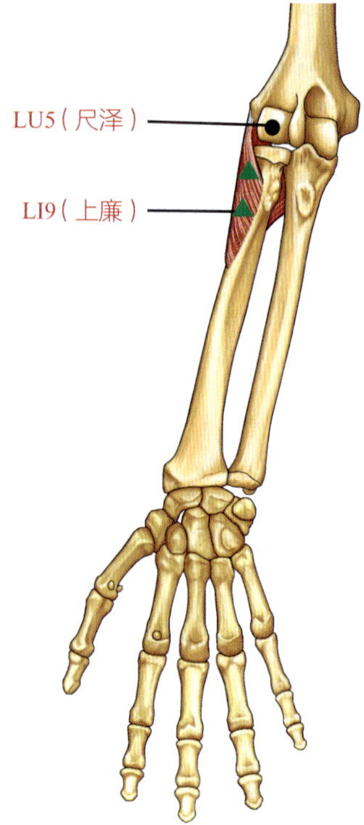

图 5-3 旋后肌运动点

【运动点主治】

前臂旋后或旋前时伴有疼痛,大肠经在前臂分布区(桡神经分布区)的感觉异常。

○ 上廉(LI9)穴传统上用于调节胃和大肠功能,激发经络,缓解疼痛。

【拮抗肌】

旋前圆肌。

【相关的华佗夹脊穴】

相应夹脊穴位置(在脊椎旁)与 C_5~C_7 脊神经节段水平相对应。用垂直刺法,刺入深度 0.5~1.5 英寸(1.3~3.8cm)。

【附注】

该肌起点为肱骨外上髁、桡侧副韧带、环状韧带及尺骨近端的旋后肌嵴，止点为桡骨近端外侧（桡骨粗隆附近）。

四、肘肌（Anconeus）

【主要作用】

辅助肱三头肌完成伸肘关节的动作。

【神经支配】

桡神经（C_6、C_7，臂丛神经锁骨下分支之一）。

【运动点定位与针刺方法】

1. **定位**　位于经外奇穴肘俞穴处，即在尺骨鹰嘴突顶部的远端 1 寸，再向桡侧偏移 1 寸处（图 5-4）（肘俞见于《针灸孔穴及其疗法便览》。原文为“肘俞，奇穴。肘关节后面，鹰嘴突起与桡骨小头间之凹陷中”，主治肘关节疾患。译者注）。

2. **针刺操作**　垂直刺法，刺入深度为 0.5 英寸（约 1.3cm）。

【运动点主治】

肘肌痉挛或劳损，肱骨外上髁炎及肱三头肌肌腱病变。

【拮抗肌】

肱二头肌和肱桡肌。

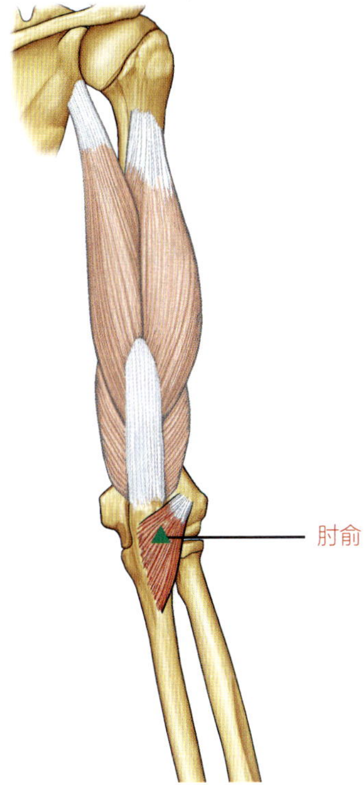

图 5-4　肘肌运动点

【相关的华佗夹脊穴】

相应夹脊穴位置(在脊椎旁)与 C_6、C_7 脊神经节段水平相对应。用垂直刺法,刺入深度 0.5~1.5 英寸(1.3~3.8cm)。

【附注】

该肌起点为肱骨外上髁、桡侧副韧带,止点为尺骨近端的背面(鹰嘴背侧面及尺骨背侧近端 1/4 处)及肘关节囊。

五、肱二头肌(长头)[Biceps brachii(long head)]

【主要作用】

屈肘关节,使前臂旋后,对处于肩关节盂内的肱骨头具有稳定和下压作用(在手臂前举或侧举时,长头可辅助三角肌完成动作。译者注)。

【神经支配】

肌皮神经(C_5、C_6,臂丛神经锁骨下分支之一)。

【运动点定位与针刺方法】

1. 定位 共有 2 个运动点(图 5-5)。

第 1 运动点:位于天府(LU3)穴处或略偏向尺侧处(天府穴位于臂前区,在腋前纹头下 3 寸,肱二头肌桡侧缘处。译者注)。

第 2 运动点:位于侠白(LU4)穴远端 0.5 寸,略偏向尺侧处(侠白穴位于臂

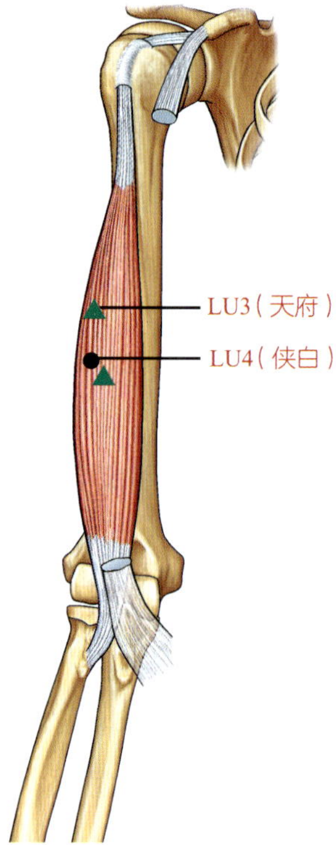

图 5-5 肱二头肌(长头)运动点

前区，在腋前纹头下 4 寸，肱二头肌桡侧缘处。译者注）。

2. 针刺操作　均采用垂直刺法，刺入深度为 0.5 英寸（约 1.3cm）。

【运动点主治】

肱二头肌劳损及其肌腱病变。

○ 天府（LU3）穴传统上用于清肺热、凉血和止血（鼻出血）。

【拮抗肌】

肱三头肌、旋前圆肌和肘肌。

【相关的华佗夹脊穴】

相应夹脊穴位置（在脊椎旁）与 C_5、C_6 脊神经节段水平相对应。用垂直刺法，刺入深度 0.5~1.5 英寸（1.3~3.8cm）。

【附注】

该肌的起点为肩胛骨盂上结节，止点为桡骨粗隆。

六、肱二头肌（短头）[Biceps brachii（short head）]

【主要作用】

屈肘关节，使前臂旋后。

【神经支配】

肌皮神经（C_5、C_6，臂丛神经锁骨下分支之一）。

【运动点定位与针刺方法】

1. 定位 位于天泉(PC2)穴的内侧 0.5 寸处(图 5-6)(天泉穴位于臂前区，在腋前纹头下 2 寸处，即处于肱二头肌的长、短头之间。译者注)。

2. 针刺操作 垂直刺法，刺入深度 0.5~1 英寸(1.3~2.5cm)。

【运动点主治】

肱二头肌劳损及其肌腱病变。

【拮抗肌】

肱三头肌、旋前圆肌和肘肌。

【相关的华佗夹脊穴】

相应夹脊穴位置(在脊椎旁)与 C_5、C_6 脊神经节段水平相对应。用垂直刺法，刺入深度 0.5~1.5 英寸(1.3~3.8cm)。

【附注】

该肌起点为肩胛骨喙突，止点为桡骨粗隆。

七、肱肌(Brachialis)

【主要作用】

屈肘关节。

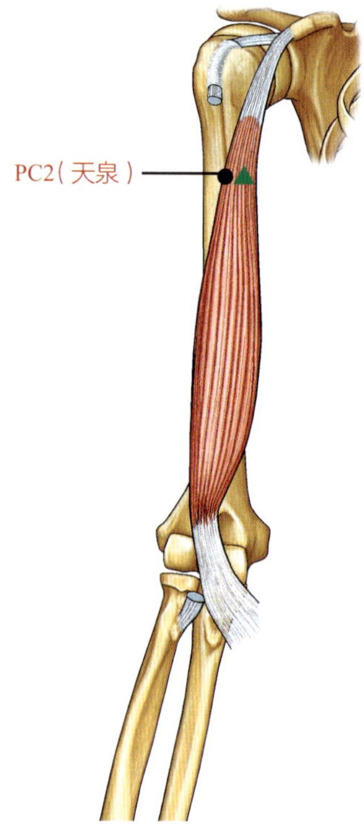

图 5-6 肱二头肌(短头)运动点

【神经支配】

肌皮神经（$C_{5\sim6}$，臂丛神经锁骨下分支之一）。

【运动点定位与针刺方法】

1. 定位　在天泉（PC2）穴与曲泽（PC3）穴连线的中点，向桡侧偏移 0.5~1 寸处（图 5-7）。

2. 针刺操作　垂直刺法，从尺泽（LU5）穴正上方 4 寸处进针，针尖朝着肱骨中部垂直刺入，深度为 1~1.25 英寸（2.5~3.2cm）。

⊙ 提醒：肱动脉位置较深，且略偏向心包经内侧。

【运动点主治】

肱肌劳损及其肌腱病变，肘关节屈曲时疼痛。

【拮抗肌】

肱三头肌，旋前圆肌及肘肌。

【相关的华佗夹脊穴】

相应夹脊穴位置（在脊椎旁）与 C_5~C_6 脊神经节段水平相对应。用垂直刺法，刺入深度 0.5~1.5 英寸（1.3~3.8cm）。

【附注】

该肌起点为肱骨下半部的前面（即肱骨前侧远端 1/2 至 2/3 的骨面），止点为尺骨粗隆。

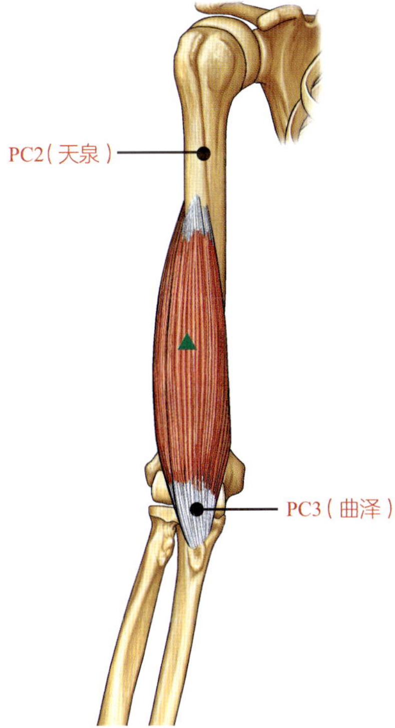

图 5-7　肱肌运动点

八、肱桡肌(Brachioradialis)

【主要作用】

屈肘关节。

【神经支配】

桡神经(C_5、C_6,臂丛神经锁骨下分支之一)。

【运动点定位与针刺方法】

1. 定位 共有2个运动点(图5-8)。

第1运动点:在曲池(LI11)穴处。

第2运动点:在孔最(LU6)穴处(孔最穴位于前臂前区,在腕掌侧远端横纹上7寸,尺泽与太渊的连线上。太渊穴位于腕前区,在桡骨茎突与舟状骨之间,拇长展肌腱尺侧凹陷处。译者注)。

2. 针刺操作 均采用垂直刺法。

第1运动点:垂直刺入,进针深度为0.75~1英寸(1.9~2.5cm)。

第2运动点:垂直刺入,进针深度为0.5英寸(约1.3cm)。

【运动点主治】

肱桡肌劳损及其肌腱病变,肘部和腕部疼痛,腕关节处于中立位(指关节无内外翻、无屈伸的基准位置,即手掌与前臂呈直线的自然姿势。译者注)时屈肘

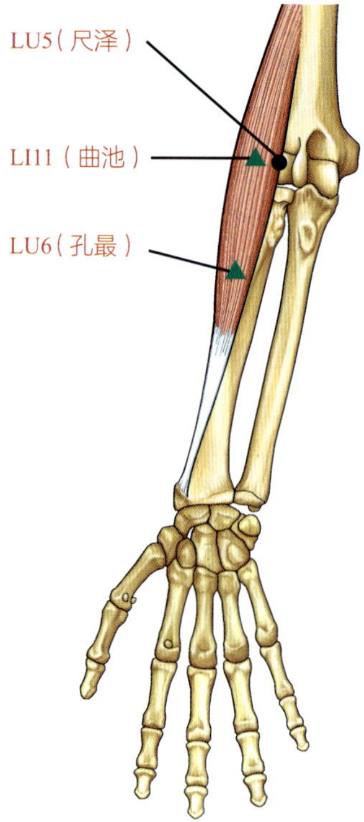

图5-8 肱桡肌运动点

无力。

○ 曲池穴（LI11）传统上是一个偏于泻邪的穴位（本穴以泻邪为主，一般不认为是补益穴，原著中“LI11 (Quchi) is the tonification point”的描述，恐有笔误，给予修正。译者注），用于调节气血、止痛、清热、凉血、止痒。

○ 孔最（LU6）穴是（气血聚集）的郄穴，传统上用于清热止血、降肺气、疏通肺经（阻滞）。

【拮抗肌】

肱三头肌和肘肌。

【相关的华佗夹脊穴】

相应夹脊穴位置（在脊椎旁）与 C_5、C_6 脊神经节段水平相对应。用垂直刺法，刺入深度 0.5~1.5 英寸（1.3~3.8cm）。

【附注】

该肌起点为肱骨外上髁的上方，止点为桡骨茎突。

九、肱三头肌（长头）[Triceps brachii（long head）]

【主要作用】

伸肘关节，协助肩关节后伸和内收。

【神经支配】

桡神经（$C_{5\sim7}$，臂丛神经锁骨下分支之一）。

【运动点定位与针刺方法】

1. **定位** 位于腋窝后皱襞(即腋后纹头,指腋窝后方皱襞的顶端,即背阔肌与肱三头肌交界处的皮肤皱褶。译者注)外侧1寸,远端2寸处(图5-9)。

2. **针刺操作** 垂直刺法,刺入深度为0.5~1英寸(1.3~2.5cm)。

【运动点主治】

肱三头肌劳损及其肌腱病变,三焦经分布区域(C_7皮节区)的疼痛和感觉异常。

【拮抗肌】

肱二头肌、肱肌和肱桡肌。

【相关的华佗夹脊穴】

相应夹脊穴位置(在脊椎旁)与C_5~C_7脊神经节段水平相对应。用垂直刺法,刺入深度0.5~1.5英寸(1.3~3.8cm)。

【附注】

该肌起点为肩胛骨的盂下结节,止点为尺骨鹰嘴。

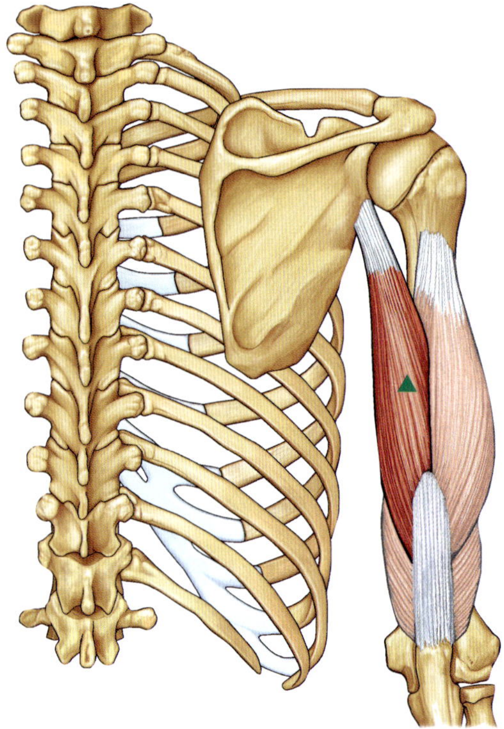

图5-9 肱三头肌(长头)运动点

十、肱三头肌（外侧头）[Triceps brachii（lateral head）]

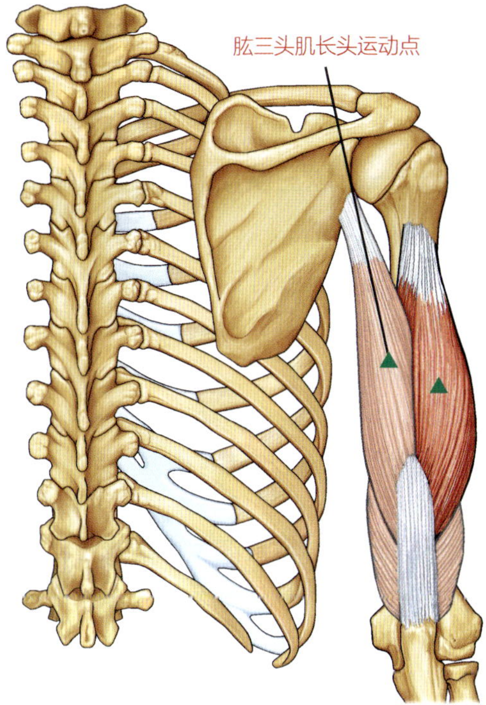

图 5-10　肱三头肌（外侧头）运动点

【主要作用】

伸肘关节。

【神经支配】

桡神经（$C_{5\sim7}$，臂丛神经锁骨下分支之一）。

【运动点定位与针刺方法】

1. **定位**　在肱三头肌长头运动点的略下方，向外侧偏移 2~2.5 寸处（图 5-10）。

2. **针刺操作**　垂直刺法，刺入深度 0.5~1 英寸（1.3~2.5cm）。

【运动点主治】

肱三头肌劳损及其肌腱病变，三焦经分布区（C_7 皮节区）感觉异常。

【拮抗肌】

肱二头肌、肱肌和肱桡肌。

【相关的华佗夹脊穴】

相应夹脊穴位置（在脊椎旁）与 C_5~C_7 脊神经节段水平相对

应。用垂直刺法，刺入深度 0.5~1.5 英寸(1.3~3.8cm)。

【附注】

该肌起点为肱骨上段后面桡神经沟外上方骨面，止点为尺骨鹰嘴。

十一、肱三头肌(内侧头)[Triceps brachii(medial head)]

【主要作用】

伸肘关节。

【神经支配】

桡神经($C_{5\sim7}$，臂丛神经锁骨下分支之一)。

【运动点定位与针刺方法】

1. 定位 位于经外奇穴鹰上穴处，即天井(SJ10)穴上 3 寸，向内侧偏移 1 寸处(图 5-11)(鹰上穴位于上臂伸侧，鹰嘴直上 4 寸处；也有人认为位于天井与肩髎连线上，在肘尖上 4 寸画一横线，纵横 2 线的交点处。天井穴位于肘后区，肘尖直上 1 寸凹陷处。译者注)。

2. 针刺操作 垂直刺法，刺入深度 0.5~1 英寸(1.3~2.5cm)，

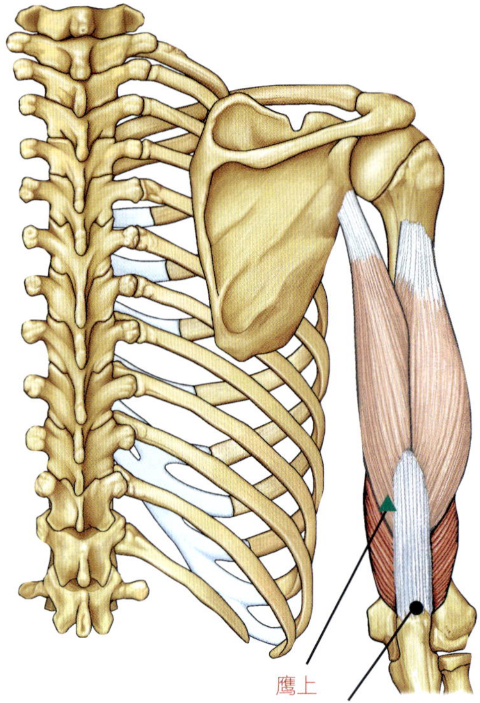

图 5-11 肱三头肌(内侧头)运动点

需将针尖穿过肱三头肌长头。

【运动点主治】

肱三头肌劳损及其肌腱病变，肘关节屈或伸困难，三焦经（C_7 皮节区）的感觉异常。

○ 鹰上穴为经外奇穴，出自《常用新医疗法手册》。传统上认为具有通经调筋作用，主要用于治疗痿证如小儿麻痹后遗症（译者注）。

【拮抗肌】

肱二头肌、肱肌和肱桡肌。

【相关的华佗夹脊穴】

相应夹脊穴位置（在脊椎旁）与 C_5~C_7 脊神经节段水平相对应。用垂直刺法，刺入深度 0.5~1.5 英寸（1.3~3.8cm）。

【附注】

该肌起点为肱骨体后面桡神经沟内下方骨面，止点为尺骨鹰嘴。

（曹江鹏　译，杜元灏　审校）

第 6 章

腕部与手指肌肉运动点定位、操作及适应证

◇ 本章介绍的作用于腕部和手指的肌肉主要包括

一、尺侧腕屈肌（Flexor carpi ulnaris）

【主要作用】

屈腕关节，使腕关节偏向尺侧即内收腕关节（另外，也有屈肘关节的作用。译者注）。

【神经支配】

尺神经（$C_{5\sim7}$，臂丛神经锁骨下分支之一）。

【运动点定位与针刺方法】

1. 定位　从肱骨内上髁到神门（HT7）穴连接一条线，该运动点在线上的中 1/3 与近端 1/3 的交界点处（图 6-1）（神门穴位于腕前区，腕掌侧远端横纹尺侧端，尺侧腕屈肌腱的桡侧缘处。译者注）。

2. 针刺操作　垂直刺法，刺入深度为 0.5~0.75 英寸（1.3~1.9cm）。

【运动点主治】

尺侧腕屈肌劳损及其肌腱病变，肘部的尺神经卡压，胸廓出口综合征，前臂小肠和心经区域（C_8 皮节区）的感觉异常。

- 经验性运动点：此运动点可减轻曲垣（SI13）穴区域，包括肩胛提肌附着处（肩胛内上角）区域的疼痛（曲垣穴位于肩胛区，肩胛冈内侧端上缘凹陷中。译者注）。

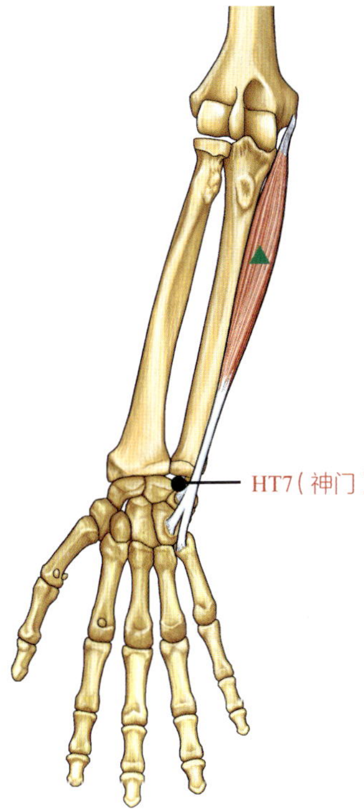

图 6-1　尺侧腕屈肌运动点

【拮抗肌】

尺侧腕伸肌和桡侧腕伸肌。

【相关的华佗夹脊穴】

相应夹脊穴位置(在脊椎旁)与 C_5~C_7 脊神经节段水平相对应。用垂直刺法,刺入深度 0.5~1.5 英寸(1.3~3.8cm)。

【附注】

该肌起点为肱骨内上髁及前臂深筋膜,止点为豌豆骨。

二、指深屈肌(Flexor digitorum profundus)

【主要作用】

屈第 2 至第 5 指的远端指骨(另外,也有屈掌指关节和屈腕的作用。译者注)。

【神经支配】

正中神经-第 2、3 手指;尺神经-第 4、5 手指;(C_7~T_1,均为臂丛神经锁骨下分支)。

【运动点定位与针刺方法】

1. 定位 位于小海(SI8)穴与大陵(PC7)穴连线上,在小海远端 5 寸处(图 6-2)(小海穴位于肘后区,尺骨鹰嘴与肱骨内上髁之间凹陷中。大

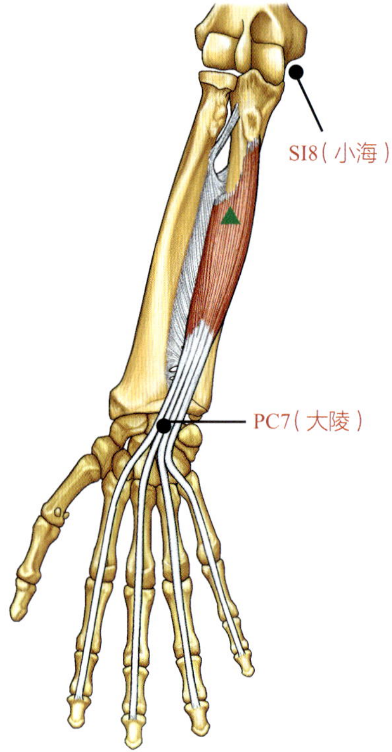

图 6-2 指深屈肌运动点

陵穴位于腕前区，腕掌侧远端横纹中，掌长肌腱与桡侧腕屈肌腱之间处。译者注)。

2. 针刺操作　垂直刺法，刺入深度为 0.5~1 英寸(1.3~2.5cm)。

【运动点主治】

指深屈肌劳损及其肌腱病变，手指屈曲疼痛，手握力不足。

【拮抗肌】

指总伸肌和示指伸肌。

【相关的华佗夹脊穴】

相应夹脊穴位置(在脊椎旁)与 C_7~T_1 脊神经节段水平相对应。用垂直刺法，刺入深度 0.5~1.5 英寸(1.3~3.8cm)。

【附注】

该肌起点为尺骨及骨间膜前面，止点为第 2~5 指远节指骨底。

三、指浅屈肌(Flexor digitorum superficialis)

【主要作用】

屈腕，屈第 2 至第 5 指的近端指骨间关节(PIP)和掌指关节(MCP)(另外，也有屈肘作用。译者注)。

【神经支配】

正中神经(C_7~T_1，臂丛神经锁骨下分支之一)。

【运动点定位与针刺方法】

1. **定位** 位于郄门(PC4)穴的尺侧 0.5~1 寸处(图 6-3)(郄门穴位于前臂前区,腕掌侧远端横纹上 5 寸,掌长肌腱与桡侧腕屈肌腱之间。译者注)。

2. **针刺操作** 垂直刺法,刺入深度为 0.5~1 英寸(1.3~2.5cm)。

【运动点主治】

指浅屈肌劳损及其肌腱病变,手指屈曲疼痛,手握力不足。

【拮抗肌】

指总伸肌和示指伸肌。

【相关的华佗夹脊穴】

相应夹脊穴位置(在脊椎旁)与 C_7~T_1 脊神经节段水平相对应。用垂直刺法,刺入深度 0.5~1.5 英寸(1.3~3.8cm)。

【附注】

该肌起点为肱骨内上髁及尺、桡骨的前面,止点为第 2~5 指中节指骨两侧。

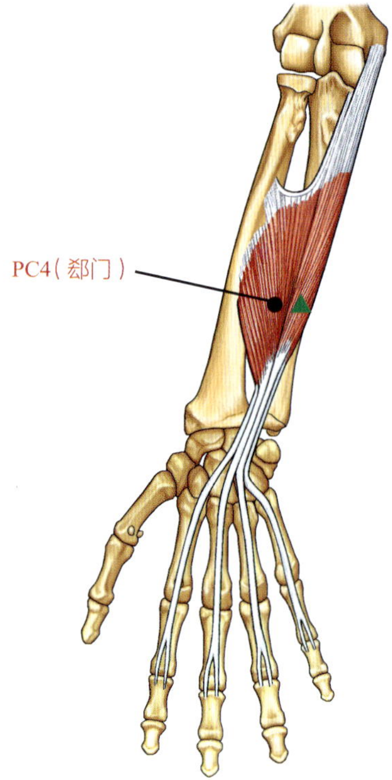

图 6-3 指浅屈肌运动点

四、桡侧腕屈肌(Flexor carpi radialis)

【主要作用】

屈腕,使腕关节偏向桡侧(即外展腕关节)(另外,亦有屈肘作用。译者注)。

【神经支配】

正中神经(C_7~T_1,臂丛神经锁骨下分支之一)。

【运动点定位与针刺方法】

1. 定位　在曲泽(PC3)穴与神门(HT7)穴连线上,曲泽穴远端大约 4 寸处(图 6-4)。

2. 针刺操作　垂直刺法,刺入深度为 0.5~1 英寸(1.3~2.5cm)。

【运动点主治】

桡侧腕屈肌劳损及其肌腱病变,肘关节内侧疼痛如肱骨内上髁炎。

【拮抗肌】

桡侧腕长伸肌、桡侧腕短伸肌、尺侧腕伸肌和指总伸肌。

【相关的华佗夹脊穴】

相应夹脊穴位置(在脊椎旁)与 C_7~T_1 脊神经节段水平。用垂直刺法,刺入深度 0.5~1.5 英寸(1.3~3.8cm)。

【附注】

该肌起点为肱骨内上髁及前臂深筋膜,止点为第 2 掌骨底。

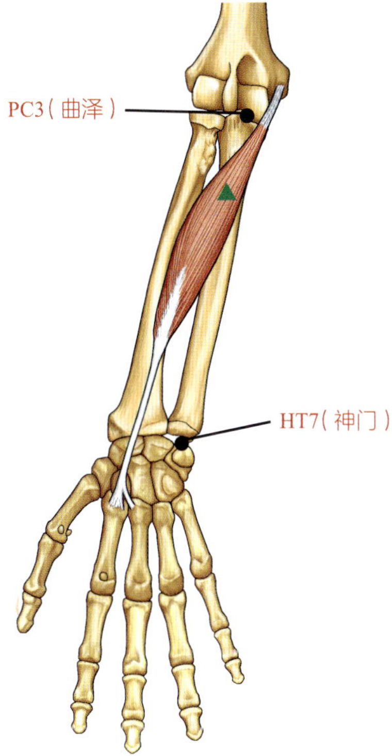

图 6-4　桡侧腕屈肌运动点

五、拇长屈肌(Flexor pollicis longus)

【主要作用】

屈拇指远端指骨(另外,也有屈掌指关节作用。译者注)。

【神经支配】

骨间前神经(C_7~T_1,臂丛,锁骨下分支正中神经的分支)。

【运动点定位与针刺方法】

1. **定位** 位于间使(PC5)穴的桡侧 0.5~1 寸处(图 6-5)(间使穴位于前臂前区,腕掌侧远端横纹上 3 寸,掌长肌腱与桡侧腕屈肌腱之间。译者注)。

2. **针刺操作** 斜刺法,沿着桡骨边缘斜向进针,深度为 0.5~1 英寸(1.3~2.5cm)。

【运动点主治】

拇长屈肌劳损及其肌腱病变,拇指屈曲疼痛。

【拮抗肌】

拇长伸肌和拇短伸肌。

【相关的华佗夹脊穴】

相应夹脊穴位置(在脊椎旁)与 C_7~T_1 脊神经节段水平相对应。用垂直刺法,刺入深度 0.5~1.5 英寸(1.3~3.8cm)。

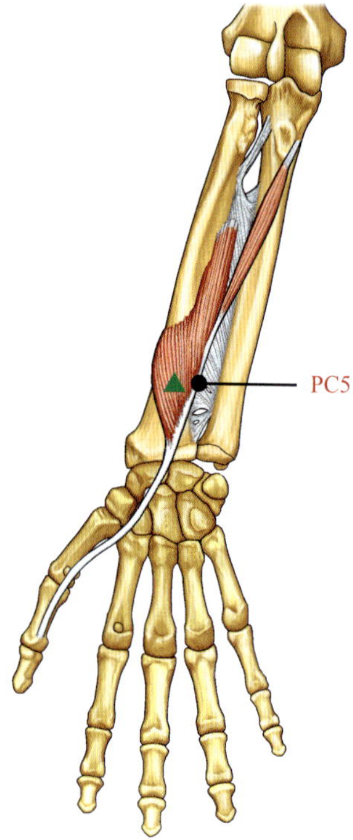

图 6-5 拇长屈肌运动点

【附注】

该肌的起点为桡骨前面中段及骨间膜的前面，止点为拇指远节指骨底。

六、掌长肌(Palmaris longus)

【主要作用】

拉紧掌筋膜，屈腕关节。

【神经支配】

正中神经(C_7~T_1，臂丛神经锁骨下分支之一)。

【运动点定位与针刺方法】

1. **定位**　位于肱骨内上髁到大陵(PC7)穴的连线上，在中 1/3 和近 1/3 的交界处(图 6-6)。

2. **针刺操作**　垂直刺法，刺入深度为 0.5~1 英寸(1.3~2.5cm)。

【运动点主治】

掌长肌劳损及其肌腱病变、肘关节内侧疼痛如肱骨内上髁炎。

【拮抗肌】

指总伸肌。

【相关的华佗夹脊穴】

相应夹脊穴位置(在脊椎旁)与 C_7~T_1 脊神经节段水平相对应。用

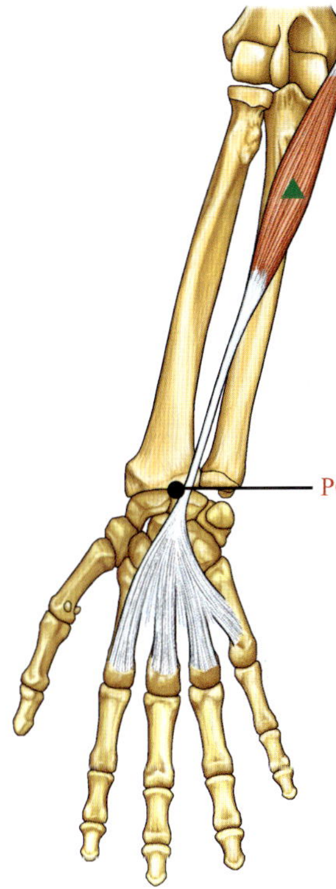

图 6-6　掌长肌运动点

垂直刺法，刺入深度 0.5~1.5 英寸(1.3~3.8cm)。

【附注】

该肌的起点为肱骨内上髁和前臂深筋膜，止点为掌腱膜。

七、尺侧腕伸肌(Extensor carpi ulnaris)

【主要作用】

伸腕，使腕关节偏向尺侧(内收腕关节)。

【神经支配】

骨间后神经(C_7~T_1，臂丛，锁骨下分支桡神经的分支)。

【运动点定位与针刺方法】

1. 定位　位于四渎(SJ9)穴尺侧 0.5 寸处(图 6-7)(四渎穴位于前臂后区，肘尖下 5 寸，尺骨与桡骨间隙中点处。译者注)。

2. 针刺操作　垂直刺法，刺入深度为 0.5~1 英寸(1.3~2.5cm)。

【运动点主治】

尺侧腕伸肌劳损及其肌腱病变，肘部外侧疼痛如肱骨外上髁炎。

【拮抗肌】

桡侧腕屈肌、尺侧腕屈肌、掌长肌和桡侧腕长伸肌。

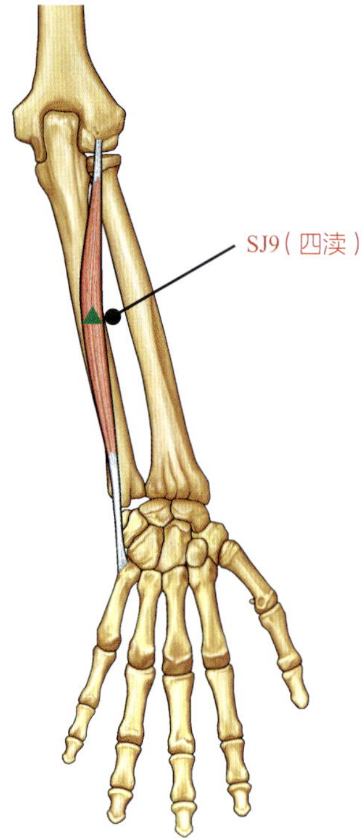

图 6-7　尺侧腕伸肌运动点

【相关的华佗夹脊穴】

相应夹脊穴位置（在脊椎旁）与 C_7~T_1 脊神经节段水平相对应。用垂直刺法，刺入深度 0.5~1.5 英寸（1.3~3.8cm）。

【附注】

该肌起点为肱骨外上髁，止点为第 5 掌骨底背面。

八、指总伸肌（Extensor digitorum communis）

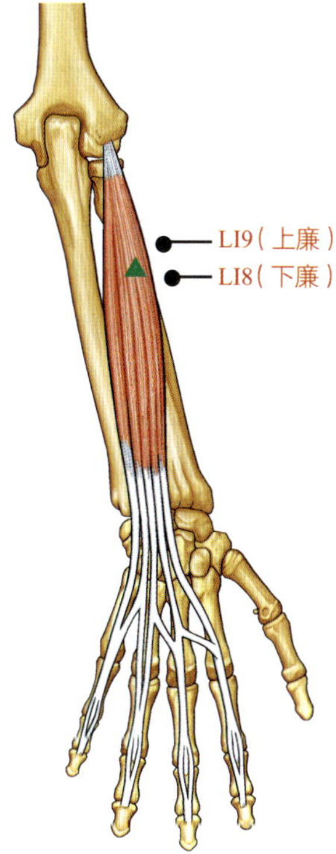

图 6-8　指总伸肌运动点

【主要作用】

伸腕关节，伸第 2 至第 5 指的掌指关节（MCP）。

【神经支配】

骨间后神经（C_7~T_1，臂丛，锁骨下分支桡神经的分支）。

【运动点定位与针刺方法】

1. 定位　从下廉（LI8）穴、上廉（LI9）穴向尺侧引一个等边三角形，运动点即在该三角形的尺侧顶点处。该运动点距离大肠经 1 寸（图 6-8）（下廉穴位于前臂，肘横纹下 4 寸处，当阳溪与曲池连线上。译者注）。

2. 针刺操作　垂直刺法，刺入深度为 0.5~0.75 英寸（1.3~1.9cm）。

【运动点主治】

指总伸肌劳损及其肌腱病变，肘关节外侧疼痛如肱骨外上髁炎。

【拮抗肌】

桡侧腕屈肌、尺侧腕屈肌和掌长肌。

【相关的华佗夹脊穴】

相应夹脊穴位置(在脊椎旁)与 C_7~T_1 脊神经节段水平相对应。用垂直刺法,刺入深度 0.5~1.5 英寸(1.3~3.8cm)。

【附注】

该肌起点为肱骨外上髁,止点为第 2~5 指中节、远节指骨底的背面(指背腱膜)。

九、桡侧腕长伸肌(Extensor carpi radialis longus)

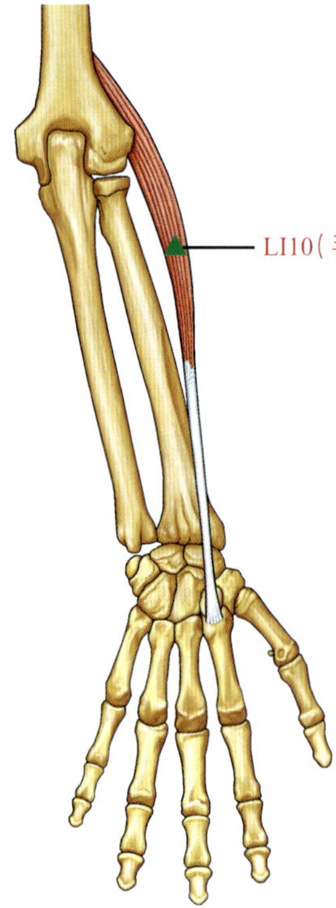

图 6-9 桡侧腕长伸肌运动点

【主要作用】

伸腕,使腕关节偏向桡侧(外展腕关节)。

【神经支配】

桡神经(C_6~T_1,臂丛神经锁骨下分支之一)。

【运动点定位与针刺方法】

1. 定位 位于手三里(LI10)穴处(图 6-9)(手三里穴位于前臂背面桡侧,当阳溪与曲池穴连线上,肘横纹下 2 寸。译者注)。

2. 针刺操作 垂直刺法,刺入深度为 0.5~1 英寸(1.3~2.5cm)。

【运动点主治】

桡侧腕长伸肌劳损及其肌腱病变，肘关节外侧疼痛如肱骨外上髁炎。

○ 手三里（LI10）穴传统上用于调理大肠、调节气血，激发经络，缓解疼痛。

【拮抗肌】

桡侧腕屈肌和尺侧腕屈肌。

【相关的华佗夹脊穴】

相应夹脊穴位置（在脊椎旁）与 C_6~T_1 脊神经节段水平相对应。用垂直刺法，刺入深度 0.5~1.5 英寸（1.3~3.8cm）。

【附注】

该肌起点为肱骨外上髁（与伸肌总腱相连），止点为第 2 掌骨基底背侧。

十、桡侧腕短伸肌（Extensor carpi radialis brevis）

【主要作用】

伸腕，使腕关节偏向桡侧（外展腕关节）。

【神经支配】

桡神经（C_7~T_1，臂丛神经锁骨下分支之一）。

【运动点定位与针刺方法】

1. **定位**　位于下廉（LI8）穴的尺侧 0.5 寸处（图 6-10）（下廉穴位于前臂背面桡侧，肘横纹下 4 寸处，在阳溪穴与曲池穴的连线上。译者注)。

2. 针刺操作 垂直刺法,刺入深度为0.5~0.75英寸(1.3~1.9cm)。

【运动点主治】

桡侧腕短伸肌劳损及其肌腱病变,肘关节外侧痛如肱骨外上髁炎。

【拮抗肌】

桡侧腕屈肌和尺侧腕伸肌。

【相关的华佗夹脊穴】

相应夹脊穴位置(在脊椎旁)与C_7~T_1脊神经节段水平相对应。用垂直刺法,刺入深度0.5~1.5英寸(1.3~3.8cm)。

【附注】

该肌的起点为肱骨外上髁,止点为第3掌骨底背面。

十一、示指伸肌(Extensor indicis)

【主要作用】

伸示指的掌指关节(MCP)。

【神经支配】

骨间后神经(C_7~T_1,臂丛,锁骨下分支桡神经的分支)。

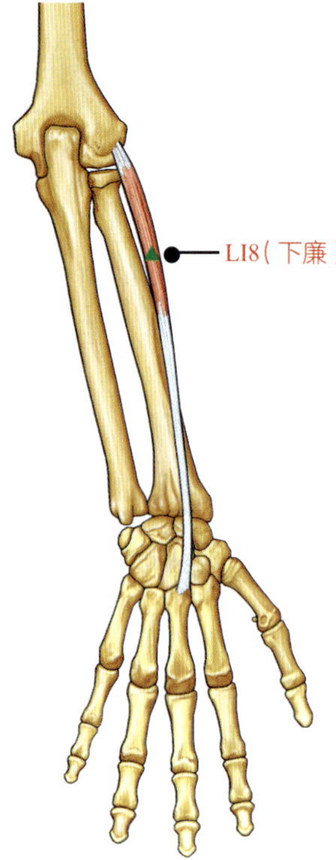

图6-10 桡侧腕短伸肌运动点

【运动点定位与针刺方法】

1. 定位　位于会宗（SJ7）穴处（图 6-11）（会宗穴位于前臂背侧，腕背横纹上 3 寸，当尺骨的桡侧缘处。译者注）。

2. 针刺操作　斜刺法，刺入深度为 0.5~1 英寸（1.3~2.5cm）。

【运动点主治】

示指伸肌劳损及其肌腱病变，示指伸直时痛，对于 C_6 神经根性疼痛或感觉异常是一个有用的远端刺激点。

○ 会宗（SJ7）穴属于郄穴（气血聚集之处），传统上用于清利三焦经之阻滞不通，治疗耳疾。

【拮抗肌】

指深屈肌和指浅屈肌。

【相关的华佗夹脊穴】

相应夹脊穴位置（在脊椎旁）与 C_7~T_1 脊神经节段水平相对应。用垂直刺法，刺入深度 0.5~1.5 英寸（1.3~3.8cm）。

【附注】

该肌起点为尺、桡骨及骨间膜的背面，止点为示指指背腱膜。

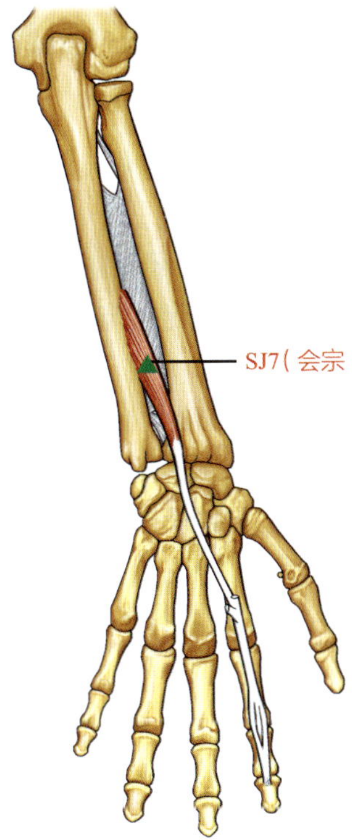

图 6-11　示指伸肌运动点

十二、拇长伸肌(Extensor pollicis longus)

【主要作用】

伸拇指的指间关节(IP)。

【神经支配】

骨间后神经(C_7~T_1,臂丛,锁骨下分支桡神经的分支)。

【运动点定位与针刺方法】

1. **定位**　位于三阳络(SJ8)穴与四渎(SJ9)穴之间连线的中点处(图6-12)(三阳络穴位于前臂背侧,腕背横纹上4寸,尺骨与桡骨之间处。译者注)。

2. **针刺操作**　垂直刺法,刺入深度为1英寸(约2.5cm)。

【运动点主治】

拇长伸肌劳损及其肌腱病变,拇指伸展时疼痛。

【拮抗肌】

拇短屈肌和拇长屈肌。

【相关的华佗夹脊穴】

相应夹脊穴(在脊椎旁)与C_7~T_1脊神经节段水平相对应。用垂直刺法,刺入深度0.5~1.5英寸(1.3~3.8cm)。

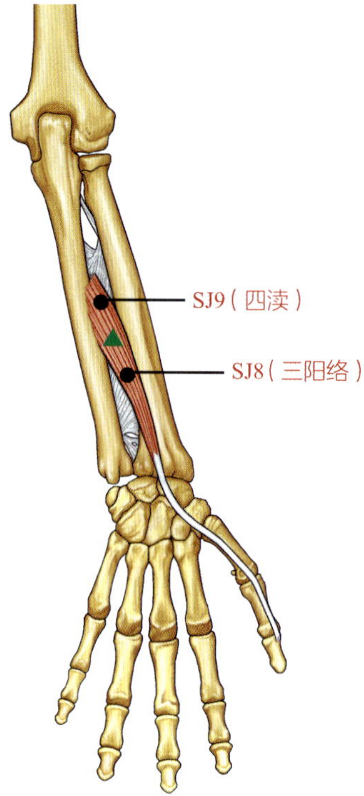

图6-12　拇长伸肌运动点

【附注】

该肌起点为尺、桡骨及骨间膜的背面，止点为拇指远节指骨底的背面。

十三、拇短伸肌（Extensor pollicis brevis）

【主要作用】

伸拇指的掌指关节（MCP）。

【神经支配】

骨间后神经（C_7~T_1，臂丛，锁骨下分支桡神经的分支）。

【运动点定位与针刺方法】

1. **定位**　位于三阳络（SJ8）穴的桡侧 0.5~1 寸处（图 6-13）。

2. **针刺操作**　斜刺法，针尖沿着桡骨的尺侧缘进针，刺入深度为 0.5~1 英寸（1.3~2.5cm）。

【运动点主治】

拇短伸肌劳损及其肌腱病变，狄奎凡氏综合征，拇指伸展时疼痛。

【拮抗肌】

拇短屈肌和拇长屈肌。

【相关的华佗夹脊穴】

相应夹脊穴位置（在脊椎旁）与 C_7~T_1 脊神经节段水平相对应。用垂直

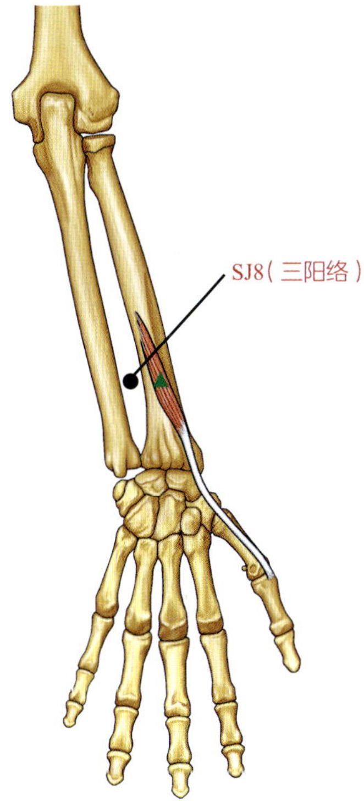

图 6-13　拇短伸肌运动点

刺法，刺入深度 0.5~1.5 英寸(1.3~3.8cm)。

【附注】

该肌起点为尺、桡骨及骨间膜的背面，止点为拇指近节指骨底背面。

十四、拇长展肌(Abductor pollicis longus)

【主要作用】

外展并伸展拇指的腕掌关节(CMC)(即使拇指外展与伸展)。

【神经支配】

骨间后神经(C_7~T_1，臂丛，锁骨下分支桡神经的分支)。

【运动点定位与针刺方法】

1. 定位 位于温溜(LI7)穴位置略偏向尺侧处(图 6-14)(温溜穴位于前臂背侧，在阳溪与曲池连线上，腕背侧远端横纹上 5 寸处，当桡侧腕短伸肌腱与拇长展肌之间。译者注)。

2. 针刺操作 斜刺法，针尖朝着三焦经方向斜刺进针，刺入深度为 0.5~1 英寸(1.3~2.5cm)。

【运动点主治】

拇长展肌劳损及其肌腱病变，狄奎凡氏综合征，拇指腕掌关节(CMC)疼痛。

○ 温溜(LI7)穴传统上是用于治疗急性病症的郄穴(气血聚集之处)，可清

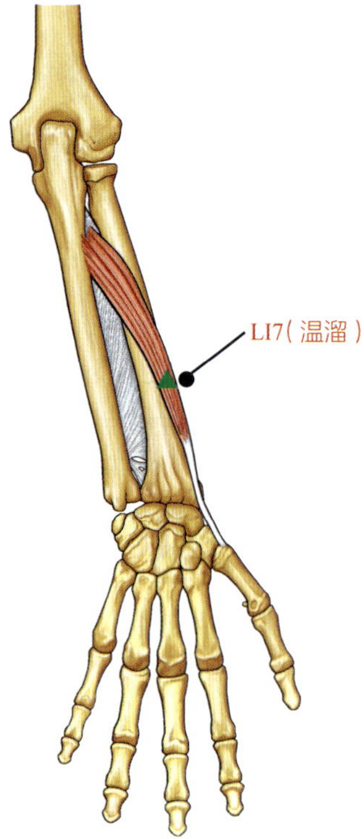

图 6-14 拇长展肌运动点

热、调理胃与大肠。

【拮抗肌】

拇内收肌，拇短屈肌和拇长屈肌。

【相关的华佗夹脊穴】

相应夹脊穴位置（在脊椎旁）与 C_7~T_1 脊神经节段水平相对应。用垂直刺法，刺入深度 0.5~1.5 英寸（1.3~3.8cm）。

【附注】

该肌起点为尺、桡骨及骨间膜的背面，止点为第 1 掌骨底外侧。

十五、拇对掌肌（Opponens pollicis）

【主要作用】

外展、屈曲和旋转拇指（主要功能为使拇指对掌，这里的外展对于拇指而言，主要指在手掌平面上将拇指横向展开，远离示指的动作。译者注）。

【神经支配】

正中神经（C_7~T_1，臂丛神经锁骨下分支）。

【运动点定位与针刺方法】

1. 定位　位于鱼际（LU10）穴处（图 6-15）（鱼际穴位于第一掌骨桡侧的中点，赤白肉际处。译者注）。
2. 针刺操作　垂直刺法，刺入深度为 0.5~0.75 英寸（1.3~1.9cm）。

【运动点主治】

拇指外展时疼痛，拇指的腕掌关节（CMC）或掌指关节（MCP）疼痛，拇对掌肌痉挛或劳损以及腕管综合征。

○ 鱼际（LU10）穴传统上用于清肺热、治疗咽疾包括咽痛和失音。

【拮抗肌】

拇长伸肌、拇内收肌和第 1 背侧骨间肌。

【相关的华佗夹脊穴】

相应夹脊穴位置（在脊椎旁）与 C_7~T_1 脊神经节段水平相对应。用垂直刺法，刺入深度 0.5~1.5 英寸（1.3~3.8cm）。

【附注】

该肌起点为屈肌支持带（腕横韧带）及大多角骨，止点为第 1 掌骨桡侧缘全长。

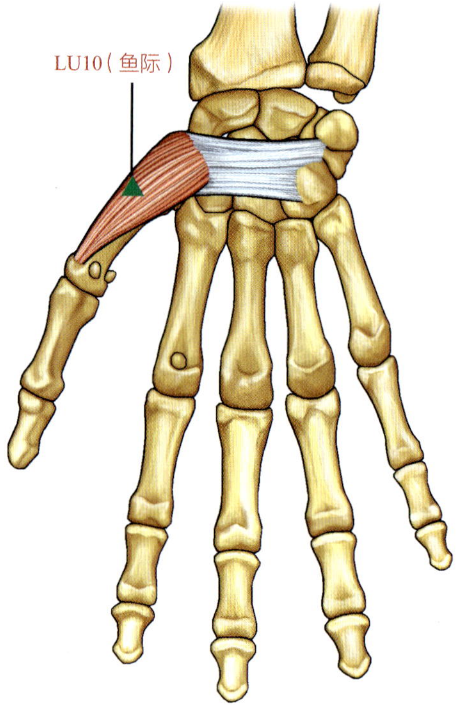

图 6-15　拇对掌肌运动点

十六、拇短展肌（Abductor pollicis brevis）

【主要作用】

外展拇指的腕掌关节（CMC）和掌指关节（MCP）。

【神经支配】

正中神经（C_7~T_1，臂丛神经锁骨下分支）。

【运动点定位与针刺方法】

1. 定位　在鱼际（LU10）穴的位置向尺侧偏移少许处（图 6-16）。

2. 针刺操作　垂直刺法，刺入深度为 0.5 英寸（约 1.3cm）。

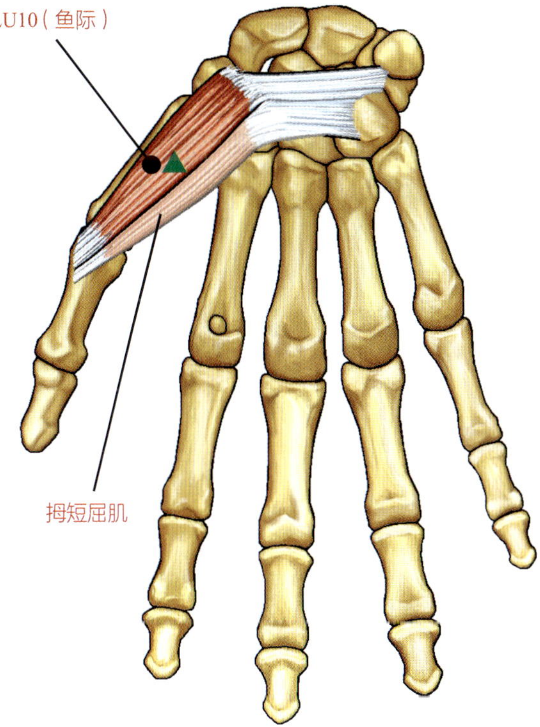

图 6-16　拇短展肌运动点

【运动点主治】

拇指外展时疼痛，拇指的腕掌关节（CMC）或掌指关节（MCP）疼痛，拇短展肌痉挛或劳损，腕管综合征。

○ 鱼际（LU10）穴传统上用于清肺热、利咽（包括咽痛和失音）。

【拮抗肌】

拇内收肌。

【相关的华佗夹脊穴】

相应夹脊穴位置（在脊椎旁）与 C_7~T_1 脊神经节段水平相对应。用垂直刺法，刺入深度 0.5~1.5 英寸（1.3~3.8cm）。

【附注】

该肌起点为屈肌支持带（腕横韧带）和舟骨，止点为拇指近节指骨底。

十七、拇短屈肌（Flexor pollicis brevis）

【主要作用】

屈拇指的掌指关节（MCP）和腕掌关节（CMC）。

【神经支配】

正中神经（C_7~T_1）-浅头；尺神经-深头（C_8、T_1）（均为臂丛神经的锁骨下分支）。

【运动点定位与针刺方法】

1. **定位**　在鱼际（LU10）穴与无名指掌指关节（MCP）的连线上，距离鱼际穴 1 寸处（图 6-17）。

2. **针刺操作**　垂直刺法，刺入深度为 0.5~1 英寸（1.3~2.5cm）。

【运动点主治】

拇指屈曲时疼痛，拇指腕掌关节（CMC）或掌指关节（MCP）疼痛，拇短屈肌痉挛或劳损，腕管综合征。

【拮抗肌】

拇内收肌和拇长伸肌。

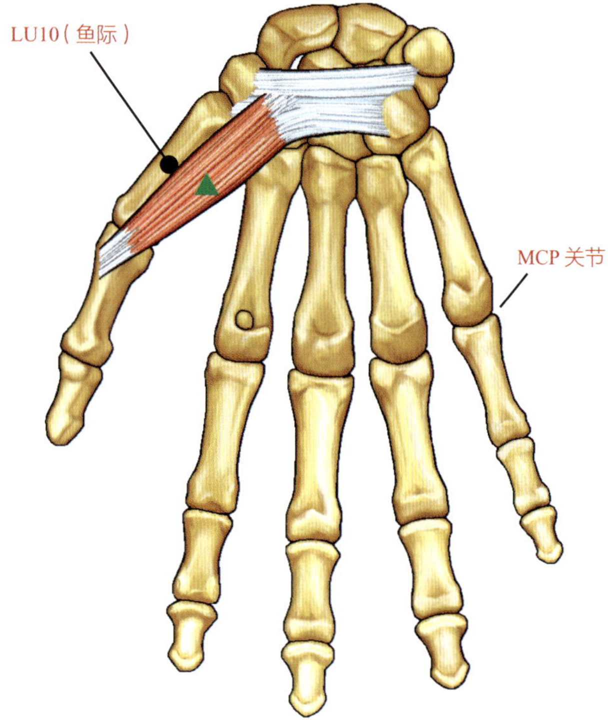

图 6-17　拇短屈肌运动点

【相关的华佗夹脊穴】

相应夹脊穴位置（在脊椎旁）与 C_7~T_1 脊神经节段水平相对应。用垂直刺法，刺入深度 0.5~1.5 英寸（1.3~3.8cm）。

【附注】

该肌的浅头起点为腕横韧带、桡侧腕屈肌腱鞘和大多角骨嵴，止点为拇指近节指骨底桡侧；深头起点为小多角骨和第 2、3 掌骨底，止点为拇指近节指骨底尺侧。

十八、拇收肌（Adductor pollicis）

【主要作用】

内收和屈曲拇指。

【神经支配】

尺神经（C_7~T_1，臂丛神经锁骨下分支）。

【运动点定位与针刺方法】

1. **定位**　在鱼际（LU10）穴与第 3 指掌指关节（MCP）之间连线的中点处（图 6-18）。

2. **针刺操作**　垂直刺法，刺入深度 0.5~1 英寸（1.3~2.5cm）。

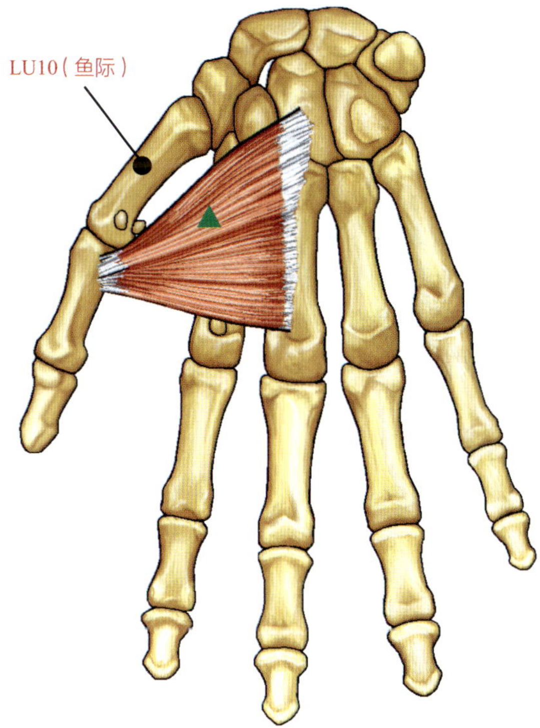

图 6-18　拇收肌运动点

【运动点主治】

拇指掌指关节(MCP)疼痛,拇收肌痉挛或劳损。

○ 合谷(LI4)穴属于原穴,传统上用于调节卫气,祛风、解表、调节头颈部之气,激发经络,缓解疼痛(合谷穴位于手背,第1、2掌骨间,当第2掌骨桡侧的中点处。作者之所以在此论述合谷穴的主治,推测其可能考虑到该运动点位置非常接近合谷穴,该运动点的刺激可能会涉及合谷穴的主治作用。译者注)。

【拮抗肌】

拇短外展肌、拇短伸肌和拇长伸肌。

【相关的华佗夹脊穴】

相应夹脊穴位置(在脊椎旁)与 C_7~T_1 脊神经节段水平相对应。用垂直刺法,刺入深度0.5~1.5英寸(1.3~3.8cm)。

【附注】

该肌分斜头和横头,斜头起点为头状骨掌侧面、第3掌骨基底及相邻腕掌关节韧带;横头起点为第3掌骨掌侧面的全长;两束肌肉止点为拇指近节指骨基底尺侧,并附着于尺侧籽骨。

十九、小指展肌(Abductor digiti minimi)

【主要作用】

外展第5指。

【神经支配】

尺神经(C_7~T_1,臂丛神经的锁骨下分支)。

【运动点定位与针刺方法】

1. 定位　在小肠经上,后溪(SI3)穴和腕骨(SI4)穴之间连线的中点处(图 6-19)(后溪穴位于手掌尺侧,微握拳,当第 5 指掌关节后尺侧的远侧掌横纹头赤白肉际处。腕骨穴位于手掌尺侧,当第 5 掌骨基底与三角骨之间的凹陷处,赤白肉际。译者注)。

2. 针刺操作　垂直刺法,刺入深度 0.5 英寸(1.3cm)。

【运动点主治】

第 5 掌骨区域疼痛,小指外展肌痉挛或劳损;对于胸廓出口综合征、尺神经卡压或 C_7 椎间盘病变都是一个非常有用的远端刺激点。

【拮抗肌】

第 3 骨间掌侧肌。

【相关的华佗夹脊穴】

相应夹脊穴位置(在脊椎旁)与 C_7~T_1 脊神经节

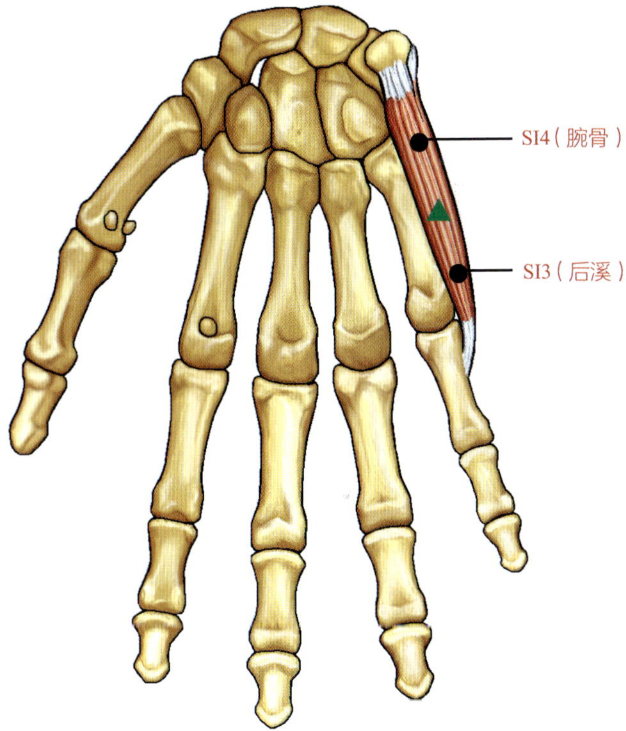

图 6-19　小指展肌运动点

段水平相对应。用垂直刺法，刺入深度 0.5~1.5 英寸（1.3~3.8cm）。

【附注】

该肌起点为豌豆骨及豆钩韧带，止点为小指近节指骨底内侧缘。

二十、骨间背侧肌（Dorsal interossei）

【主要作用】

外展第 2~4 手指（另外，也具有屈第 2~4 指掌指关节和伸其指骨间关节的作用。也有观点认为，外展第 2、4 指，固定第 3 指。译者注）。

【神经支配】

尺神经（C_7~T_1，臂丛神经的锁骨下分支）。

【运动点定位与针刺方法】

1. **定位** 位于经外奇穴上八邪处，即在手背掌骨之间的软组织中，正好在奇穴八邪和掌指关节（MCP）的近端之间处（图 6-20）［上八邪穴，位于手背各掌骨之间，掌指关节近端（靠近手腕方向），八邪穴稍上方，软组织凹陷处。译者注］。

背侧骨间肌由四块肌肉组成，它们起自掌骨的相邻两侧，每

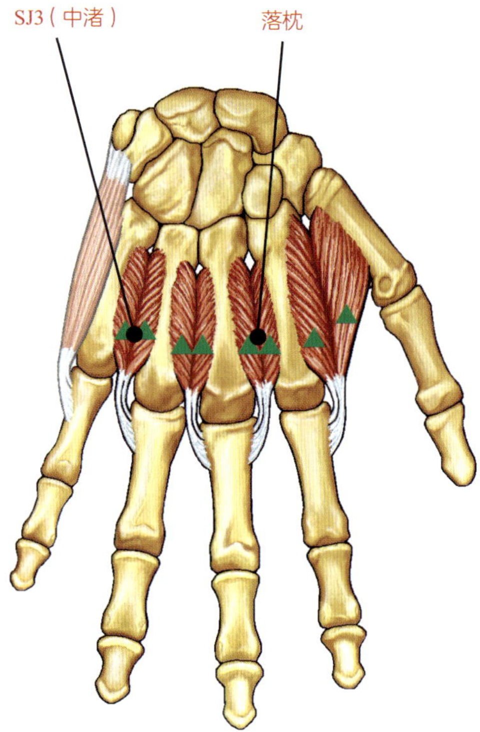

图 6-20 骨间背侧肌运动点

块肌肉的两个头上各有一个运动点。中渚(SJ3)穴及经外奇穴落枕,与背侧骨间肌的 2 个运动点处于相同的位置(中渚穴位于手背部,当第 4 掌指关节的后方,第 4、5 掌骨间凹陷处。落枕穴又称外劳宫,位于手背,第 2、3 掌骨间,指掌关节后方 0.5 寸凹陷中。译者注)。

2. 针刺操作　斜刺法,针尖从手背表面朝着每个掌骨之间的方向斜刺,进入骨间肌的每个头内,深度为 0.5 英寸(约 1.3cm),在掌骨之间,使针体形成一个十字形。

【运动点主治】

手部疼痛,由关节炎或急性损伤引起的第 2~5 掌指关节(MCP)疼痛,手和手指麻木。

○ 中渚(SJ3)穴传统上用于清泻头部和眼睛之热邪,通利耳窍,激发经络和缓解疼痛。

○ 八邪作为经外奇穴,出自《医经小学》。"上八邪"出处不详,一般主要治疗手部功能障碍,如手指关节疼痛、屈伸不利等。落枕穴属于经外奇穴,出自《新医疗法手册》,主要用于舒筋止痛,治疗落枕、颈项强痛(译者注)。

【拮抗肌】

骨间掌侧肌。

【相关的华佗夹脊穴】

相应夹脊穴位置(在脊椎旁)与 C_7~T_1 脊神经节段水平相对应。用垂直刺法,刺入深度 0.5~1.5 英寸(1.3~3.8cm)。

【附注】

该肌起点为第 1~5 掌骨相邻侧,止点为第 2~4 指指背腱膜。

二十一、骨间掌侧肌(Palmar interossei)

【主要作用】

内收第 2、4、5 手指。

【神经支配】

尺神经(C_7~T_1,臂丛神经锁骨下分支)。

【运动点定位与针刺方法】

1. 定位 骨间掌侧肌位于第 2 和第 5 指之间的骨间背侧肌深处。运动点也在骨间背侧肌运动点的深处(图 6-21)。

2. 针刺操作 用于针刺骨间背侧肌(运动点)的斜刺法同样也能刺激到骨间掌侧肌(运动点)。不过,由于骨间掌侧肌由三块肌肉组成,作用于骨间掌侧肌(运动点)的三根针具,进针深度将比背侧骨间肌(运动点)针刺 0.5~0.75 英寸(1.3~1.9cm)的深度要略深一些。在第 2 至第 3 指之间(针刺运动点时),针从第 3 指边缘开始进针,朝向第 2 指方向深部刺入(比相应的骨间背侧肌运动点的针刺深度稍深一些)。

在第 3 至第 4 指之间时,则针从第 3 指边缘进针,朝向第 4 指方向深部刺入。

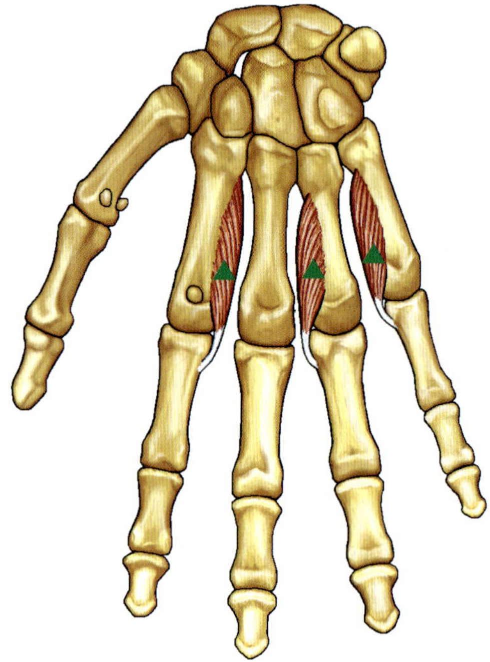

图 6-21 骨间掌侧肌运动点

在第 4 至第 5 指之间时，针从第 4 指边缘进针，朝向第 5 指方向深部刺入。

【运动点主治】

手痛，因关节炎或急性损伤引起的第 2 至第 5 掌指关节（MCP）疼痛，手部和手指麻木。

【拮抗肌】

骨间背侧肌。

【相关的华佗夹脊穴】

相应夹脊穴位置（在脊椎旁）与 C_7~T_1 脊神经节段水平相对应。用垂直刺法，刺入深度 0.5~1.5 英寸（1.3~3.8cm）。

【附注】

该肌起点为第 2 掌骨内侧面和第 4、5 掌骨外侧面，止点为第 2、4、5 指指背腱膜。

二十二、手蚓状肌（Lumbricals）

【主要作用】

弯曲第 2 至第 5 指的掌指关节（MCP）。

【神经支配】

尺神经-第 1、2 蚓状肌（C_8~T_1）；正中神经-第 3、4 蚓状肌（C_7~T_1）（均为臂丛神经锁骨下分支）。

【运动点定位与针刺方法】

1. **定位**　在第 1 至第 5 掌骨之间有四块肌肉。运动点位于后溪（SI3）穴与三间（LI3）穴的连线上（图 6-22）

（三间穴位于手背第2掌骨桡侧，掌骨小头后方凹陷处。译者注）。

第1蚓状肌的运动点：在三间穴的尺侧0.5寸处。

第2蚓状肌的运动点：在第2和第3掌骨之间，与第1蚓状肌运动点在同一水平上。

第3、4蚓状肌的运动点：分别位于少府（HT8）穴、劳宫（PC8）穴处（少府穴位于手掌面，在第4、5掌骨之间，自然握拳时小指尖对应的凹陷处。劳宫穴位于掌心横纹中，当第2、3掌骨之间，握拳屈指时中指尖下处。译者注）。

2. 针刺操作 垂直刺法，刺入深度0.5~1英寸（1.3~2.5cm）。另外一种针刺方法是针尖朝着手掌方向，稍微倾斜刺向经外奇穴八邪1~1.5英寸（2.5~3.8cm）。

用力分开并压住掌指关节（MCP），有利于针体在掌骨头之间刺向八邪穴。

【运动点主治】

手部疼痛，关节炎或急性损伤引起第2至第5掌指关节（MCP）疼痛，手部和手指麻木。

○ 少府属于手少阴心经荥穴，传统上用于清心泻火、调

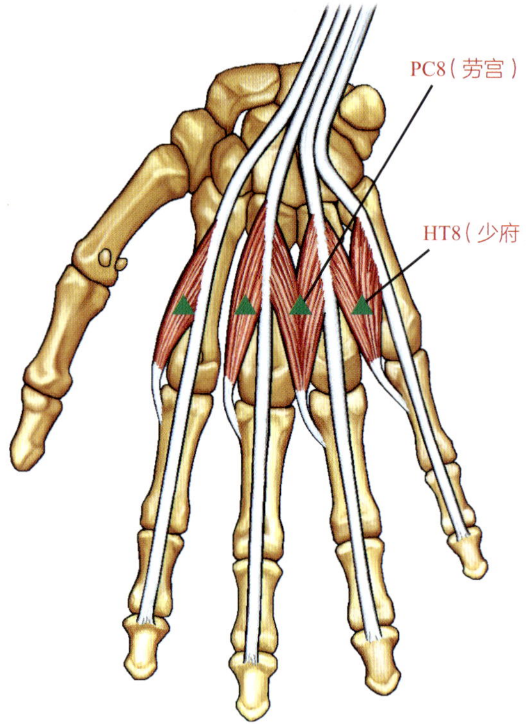

图6-22 蚓状肌运动点

理心气。

○ 劳宫系手厥阴心包经荥穴，具有清心泻热、安神宁心作用。

【拮抗肌】

指总伸肌。

【相关的华佗夹脊穴】

相应夹脊穴位置（在脊椎旁）与 C_7~T_1 脊神经节段水平相对应。用垂直刺法，刺入深度 0.5~1.5 英寸（1.3~3.8cm）。

【附注】

该肌起点为指深屈肌腱，止点为第 2~5 指指背腱膜。

（曹江鹏、王海荣、李孟汉、古啸　译，杜元灏　审校）

第 7 章

腰与髋部肌肉运动点定位、操作及适应证

◇ 本章介绍的作用于腰与髋部的肌肉主要包括

一、腰方肌（Quadratus lumborum）

【主要作用】

伸直腰椎（使腰椎从屈曲状态回到中立或后伸姿势），使腰椎向同侧弯曲，上提骨盆（单侧收缩时提升同侧骨盆，双侧收缩可稳定骨盆位置。另外也有降第 12 肋的作用。译者注）。

【神经支配】

腰丛神经（L_1~L_3）。

【运动点定位与针刺方法】

1. **定位**　位于志室（UB52）穴略偏外侧处（图 7-1）（志室穴位于第 2 腰椎棘突下，旁开 3 寸处。译者注）。

2. **针刺操作**　斜刺法，从脊柱外侧 3.5~4 寸处进针，针尖朝着志室穴方向，透刺 1.5 英寸（约 3.8cm）。从后向前方向进行测量时，该运动点距皮肤表面 1.5~2 英寸（3.8~5.1cm）深。

【运动点主治】

腰痛，腰方肌痉挛或劳损，便秘及肾上腺功能不全。

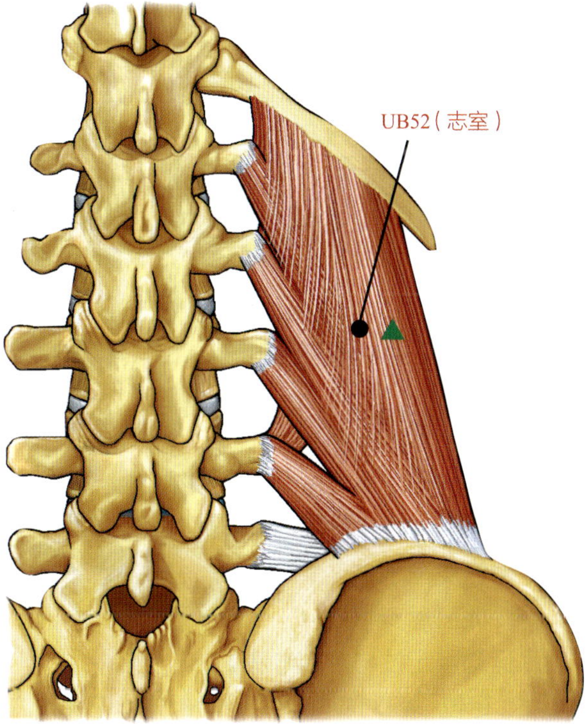

图 7-1　腰方肌运动点

○ 志室（UB52）穴传统上用于补肾、调节排尿和壮腰。

【拮抗肌】

腹（内、外）斜肌、腹直肌和腰大肌。

【相关的华佗夹脊穴】

相应夹脊穴位置（在脊椎旁）与 L_1~L_3 脊神经节段水平相对应。用垂直刺法，刺入深度 0.5~1.5 英寸（1.3~3.8cm）。

【附注】

该肌起点为髂嵴后部、第 5 腰椎横突及髂腰韧带，止点为第 12 肋骨下缘和第 1~4 个腰椎横突。

二、多裂肌（Multifidus）

【主要作用】

伸展脊柱，将脊柱向对侧旋转，稳定脊柱（椎体）。

【神经支配】

脊神经（后支）（C_1~C_4，T_1~T_{12} 及 L_1~L_5）。

【运动点定位与针刺方法】

1. **定位** 在对应椎体水平的相关华佗夹脊穴所处位置（图 7-2）。
2. **针刺操作** 垂直刺法，刺入深度 1~1.5 英寸（2.5~3.8cm）。

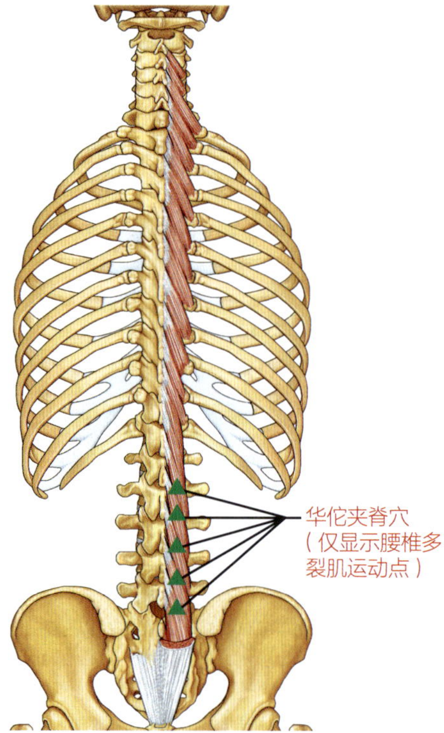

图 7-2 多裂肌运动点

【运动点主治】

腰痛，椎体或椎间盘病变，相应背俞穴相关的脏腑病变，胸痛，下肢损伤。

【拮抗肌】

腹直肌、腰方肌、腹内斜肌、腹外斜肌。

【相关的华佗夹脊穴】

相应夹脊穴位置（在脊椎旁）与 C_1~C_4、T_1~T_{12}、L_1~L_5 脊神经节段水平相对应。用垂直刺法，刺入深度 0.5~1.5 英寸（1.3~3.8cm）。

【附注】

该肌起点为骶骨背面、腰椎与胸椎横突和第 4~7 颈椎关节突，止点为第 5 腰椎至第 2 颈椎的棘突。

三、胸棘肌（Spinalis thoracis）

【主要作用】

伸展脊柱。

【神经支配】

胸神经（后支）（T_1~T_{12}）。

【运动点定位与针刺方法】

1. **定位**　在第 5 至 11 胸椎（$T_{5\sim11}$）水平的相应华佗夹脊穴所处位置（图 7-3）。
2. **针刺操作**　斜刺法，刺入深度 0.5~1 英寸（1.3~2.5cm）。

【运动点主治】

腰背痛，胸棘肌痉挛或劳损。

【拮抗肌】

腹直肌、腰方肌、腹内斜肌、腹外斜肌。

【相关的华佗夹脊穴】

相应夹脊穴位置（在脊椎旁）与 T_1~T_{12} 脊神经节段水平相对应。用垂直刺法，刺入深度 0.5~1.5 英寸（1.3~3.8cm）。

【附注】

该肌起点为第 1 至第 6 胸椎（T_1~T_6）的棘突，止点为第 10 胸椎至第 1 腰椎（T_{10}~L_1）的棘突。

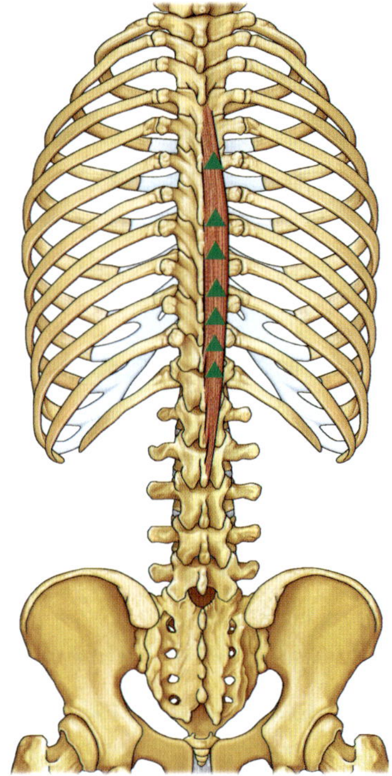

图 7-3　胸棘肌运动点

四、胸最长肌（Longissimus thoracis）

【主要作用】

伸展脊柱，使脊柱向同侧弯曲。

【神经支配】

腰神经（后支）（L_1~L_5）。

【运动点定位与针刺方法】

1. **定位**　运动点在膀胱经内侧线上，分别对应从厥阴俞（UB14）到三焦俞(UB22)的穴位位置(图 7-4)(本处指膀胱经内侧线上的厥阴俞、心俞、督俞、膈俞、肝俞、胆俞、脾俞、胃俞、三焦俞 9 个腧穴。它们分别位于第 4、5、6、7、9、10、11、12 胸椎及第 1 腰椎棘突下,旁开 1.5 寸处。图中仅标出了第 1 个和最后一个运动点的位置。译者注)。

2. 针刺操作　斜刺法,刺入深度 0.5~1 英寸(1.3~2.5cm)。

【运动点主治】

腰背痛,胸最长肌痉挛或劳损,相应背俞穴相关的脏腑病变。

○ 厥阴俞、心俞、督俞、膈俞、肝俞、胆俞、脾俞、胃俞、三焦俞,这些穴位除督俞、膈俞外,其余均为脏腑的背俞穴,传统认为是相应脏腑精气输注在背部的部位,因此,以治疗相关脏腑病变为主。传统上认为督俞有宽胸理气、调节气血功效,常用于治疗胸闷、心痛、胃痛等。膈俞则为八会穴之一的血会,传统上认为具有活血化瘀、养血止血、宽胸理气、调和脾胃等功效,常用于治疗血证、呼吸不畅、胃痛等(译者注)。

【拮抗肌】

腹直肌、腰方肌、腹内斜肌及腹外斜肌。

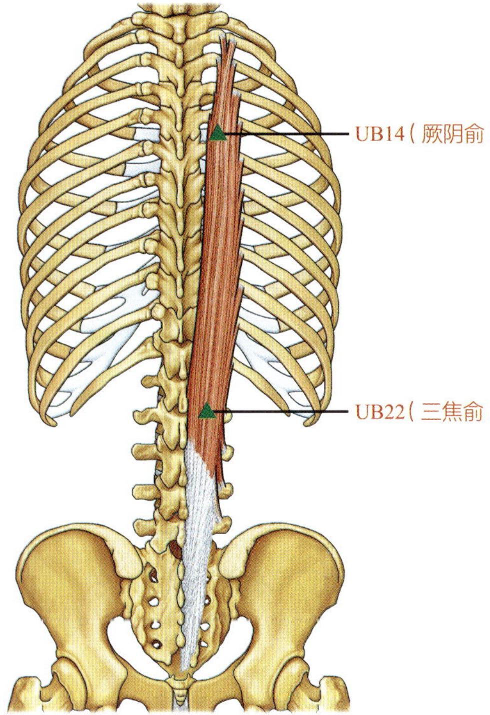

图 7-4　胸最长肌运动点

【相关的华佗夹脊穴】

相应夹脊穴位置(在脊椎旁)与 L_1~L_5 脊神经节段水平相对应。用垂直刺法,刺入深度 0.5~1.5 英寸(1.3~3.8cm)。

【附注】

该肌的起点为骶骨背面、腰椎横突以及下位胸椎横突,止点为上位胸椎横突、颈椎横突(C_4~C_6)以及第 3~12 肋骨的后缘。

五、腰髂肋肌(Iliocostalis lumborum)

【主要作用】

伸展脊柱,使脊柱向同侧弯曲,上提骨盆。

【神经支配】

腰神经(后支)(T_7~T_{12})。

【运动点定位与针刺方法】

1. 定位 运动点在膀胱经外侧线上,分别对应从神堂(UB44)到志室(UB52)的穴位位置(图 7-5)(本处指分布在膀胱经外侧线上的神堂、譩譆、膈关、魂门、阳纲、意舍、胃仓、肓门及志室 9 个穴位。它们分别位于第 5、6、7、9、10、11、12 胸

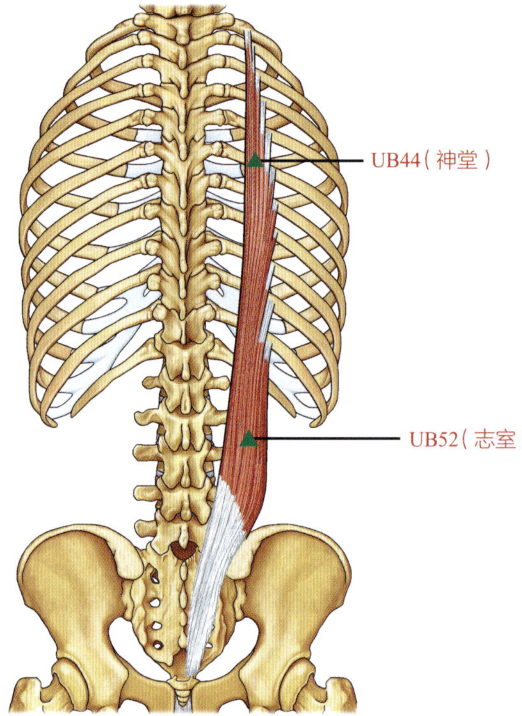

图 7-5 腰髂肋肌运动点

椎及第 1、2 腰椎棘突下，旁开 3 寸处。图中仅标出了第一个运动点和最后一个运动点的位置。译者注）。

2. 针刺操作 斜刺法，刺入深度 0.5~1 英寸（1.3~2.5cm）。

【运动点主治】

腰痛，腰髂肋肌痉挛或劳损。这些肌肉的运动点是膀胱经外侧线上的穴位，传统上用于治疗相关脏器（所主）的神志类病症。

○ 神堂、譩譆、膈关、魂门、阳纲、意舍、胃仓、肓门及志室，除志室外，这些穴位都不是临床上常用穴。传统上认为神堂可宽胸理气、止咳平喘，主要用于心肺上焦病变；譩譆止咳平喘、清热凉血；膈关可宽胸理气、和胃降逆，主要治疗呕吐、呃逆、噎膈；魂门可疏肝理气，和胃降逆；阳纲具有疏肝利胆、健脾化湿功效；意舍可健脾和胃、化湿消滞；胃仓具有健脾和胃、理气消食的功效；肓门可理气和胃、清热消肿。志室穴前文已述（译者注）。

【拮抗肌】

腹直肌、腰方肌、腹内斜肌及腹外斜肌。

【相关的华佗夹脊穴】

相应夹脊穴位置（在脊椎旁）与 T_7~T_{12} 脊神经节段水平相对应。用垂直刺法，刺入深度 0.5~1.5 英寸（1.3~3.8cm）。

【附注】

该肌起点为髂嵴后部（骨盆上缘的骨性突起）和骶骨背面（骨盆后侧中线区域），止点为第 6 至第 12 肋骨的下缘和肋骨角（肋骨后侧弯曲处）。

六、腹直肌(Rectus abdominis)

【主要作用】

使脊柱前屈,使骨盆后倾。

【神经支配】

肋间神经(T_7~T_{11},胸神经前支)(一般认为也包括肋下神经T_{12}前支。译者注)。

【运动点定位与针刺方法】

1. 定位 运动点均位于(胸腹部)胃经线上或稍偏向外侧,在双侧肌肉的每个节段(肌节)上各有一个运动点,共4个(图7-6)。

第1个运动点:与鸠尾(REN15)穴在同一水平线上(鸠尾穴位于前正中线上,脐上七寸,或剑突下,胸剑联合部下1寸处。译者注)。

第2个运动点:在承满(ST20)穴与梁门(ST21)穴之间连线的中点处(承满穴位于上腹部,当脐中点上方5寸,前正中线旁开2寸处。梁门穴位于上腹部,当脐中点上方4寸,前正中线旁开2寸处。译者注)。

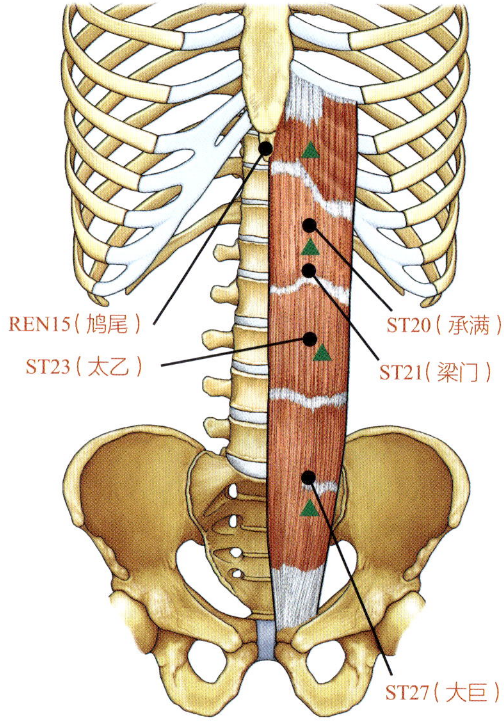

图7-6 腹直肌运动点

第 3 个运动点：在太乙（ST23）穴下方略靠外侧（太乙穴位于上腹部，当脐中点上方 2 寸，前正中线旁开 2 寸处。译者注）。

第 4 个运动点：在大巨（ST27）穴下方（大巨穴位于上腹部，当脐中点下方 2 寸，前正中线旁开 2 寸处。译者注）。

2. 针刺操作　均用横刺法。

第 1 个运动点：用横刺法，针从腹直肌边缘进针，朝着鸠尾穴方向透刺 2~2.5 英寸（5.1~6.4cm）。

其余运动点亦均用横刺法，从腹直肌边缘进针，朝着任脉方向透刺 2~2.5 英寸（5.1~6.4cm）。

【运动点主治】

腰痛，便秘，腹直肌痉挛或劳损。

○ 太乙穴传统上认为具有消食和胃、镇惊化痰功效（译者注）。

○ 大巨穴传统上认为可通利水道、固摄肾气、调理胃肠（译者注）。

【拮抗肌】

腰方肌和竖脊肌。

【相关的华佗夹脊穴】

相应夹脊穴位置（在脊椎旁）与 T_7~T_{12} 脊神经节段水平相对应。用垂直刺法，刺入深度 0.5~1.5 英寸（1.3~3.8cm）。

【附注】

该肌的起点为耻骨联合和耻骨嵴，止点为第 5~7 肋软骨及剑突。

七、腹外斜肌(Oblique abdominis external)

【主要作用】

前屈脊柱,使脊柱向同侧弯曲,使脊柱向对侧旋转。

【神经支配】

肋间神经(T_7~T_{11},胸神经前支)、髂腹下神经和髂腹股沟神经(T_{12}、L_1,L_1,均为腰丛分支)。

【运动点定位与针刺方法】

1. 定位 这块大肌肉中有许多运动点。其中反应性最强(最敏感)的运动点在章门(LIV13)穴处(图 7-7)(章门穴位于第 11 肋游离端下际处。译者注)。

2. 针刺操作 垂直刺法,刺入深度 1 英寸(约 2.5cm)。

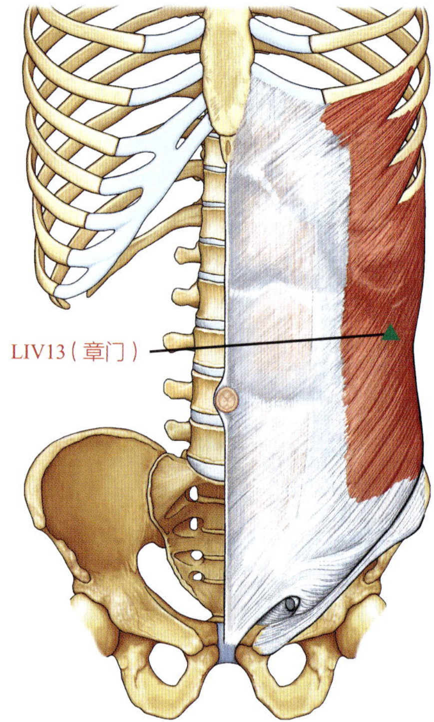

图 7-7 腹外斜肌运动点

【运动点主治】

腹肌劳损、腰痛和脊柱旋转困难。

○ 章门是脾的腹募穴,传统上用于调和肝脾,调节肝气和中焦脏器功能。

【拮抗肌】

腹直肌、竖脊肌、腰方肌、腹内外斜肌。

【相关的华佗夹脊穴】

相应夹脊穴位置（在脊椎旁）与 T_7~T_{11} 脊神经节段水平相对应（实质上应包括 T_{12} 及 L_1 夹脊穴。译者注）。用垂直刺法，刺入深度 0.5~1.5英寸（1.3~3.8cm）。

【附注】

该肌起点为下位肋骨（第 5~12 肋）外侧面，止点为髂嵴前部、腹股沟韧带、腹白线（通过腱膜延伸至中线）。

八、腹内斜肌（Oblique abdominis internal）

【主要作用】

前屈和旋转脊柱，并使脊柱向同侧侧屈。

【神经支配】

肋间神经（T_7~T_{11}，胸神经前支）、髂腹下神经和髂腹股沟神经（T_{12}、L_1，L_1，均为腰丛神经分支）。

【运动点定位与针刺方法】

1. 定位　这块大肌肉中有多个运动点。反应最强烈（最敏感）的运动点位于带脉（GB26）穴处（图 7-8）（带脉穴位于章门穴下 1.8 寸，当第 11 肋骨游离端下方垂线与脐水平线的交点处。译者注）。

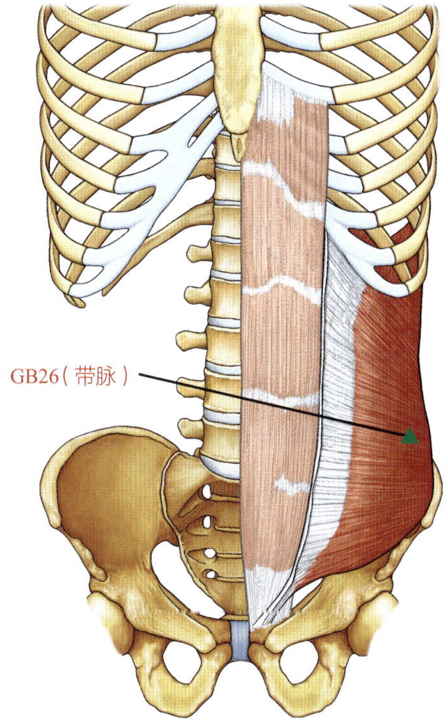

图 7-8　腹内斜肌运动点

2. 针刺操作 垂直刺法，刺入深度 1 英寸（约 2.5cm）。

【运动点主治】

腰肌劳损，腰痛，骨盆失衡，骶髂韧带扭伤和脊椎旋转困难。

○ 带脉（GB26）穴是带脉经的交会穴，传统上用于调理带脉，治疗月经失调，缓解疼痛。

【拮抗肌】

腹直肌、竖脊肌、腰方肌、腹内外斜肌。

【相关的华佗夹脊穴】

相应夹脊穴位置（在脊椎旁）与 T_7~L_1 脊神经节段水平相对应。用垂直刺法，刺入深度 0.5~1.5 英寸（1.3~3.8cm）。

【附注】

该肌起点为髂嵴前部、胸腰筋膜和腹股沟韧带外侧，止点为第 10~12 肋骨下缘、腹白线及耻骨联合。

九、腹横肌（Transverse abdominis）

【主要作用】

使腹部平坦，压迫腹部脏器（即增加腹压），支撑下背部。

【神经支配】

下胸神经（T_7~T_{12} 后支）和上腰脊神经（L_1 后支）及髂腹下神经、髂腹股沟神经（T_{12}、L_1，L_1，均为腰丛分支）。

【运动点定位与针刺方法】

1. 定位　这块大肌肉有许多运动点，有 3 个反应性最强（最敏感）的运动点（图 7-9）。

第 1 个运动点：在髂嵴上方 1 寸处，京门（GB25）穴正下方（京门穴位于章门穴后 1.8 寸，当第 12 肋骨游离端的下方。译者注）。

第 2 个运动点：在承满（ST20）穴处。

第 3 个运动点：在带脉（GB26）穴处。

2. 针刺操作　分述如下。

第 1 运动点：垂直刺法，刺入深度 1~2.25 英寸（2.5~5.7cm）。

第 2 运动点：垂直刺法，刺入深度 1 英寸（约 2.5cm）。

⊙ 提醒：右侧的该运动点正对肝脏内侧。禁忌深刺。

第 3 运动点：垂直刺法，刺入深度 1~1.5 英寸（2.5~3.8cm）。

【运动点主治】

腰痛，腰腹部出现的无力感，以及腹胀导致的腰痛［腹胀引发腰痛主要通过机械压迫、肌肉代偿、神经牵涉及炎症扩散四类机制实现，具体关联机制如下：①物理压迫与力学失衡。脏器扩张直接压迫或间接引发姿势代偿，如肠道胀气推挤腰肌；结肠过度

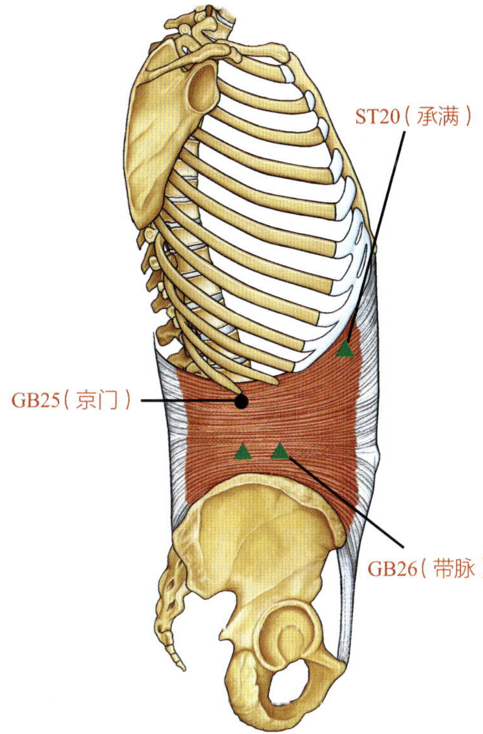

图 7-9　腹横肌运动点

充气（如肠梗阻、肠易激综合征）可向后挤压腰大肌，引发深层腰痛；腹腔压力改变腰椎受力，如慢性腹胀导致核心肌群张力失衡，腰椎前凸增加，加速椎间盘或小关节退变（表现为下腰部酸痛）。②肌肉代偿性劳损。长期腹胀引发的姿势适应导致肌肉疲劳，如腹肌紧张与腰肌过载，腹胀时腹肌持续收缩，腰部肌肉被迫过度用力维持直立，诱发腰方肌劳损（表现为腰两侧酸胀）；呼吸模式异常，如胃肠胀气限制膈肌活动，胸腰椎交界处（T_{12}~L_1）因代偿呼吸而应力集中，产生刺痛。③神经牵涉痛机制。内脏器官的疼痛信号可能通过神经传导路径映射到腰部，由于消化系统与腰背神经重叠，肠道、胃等器官的痛觉神经与腰部神经在脊髓同一节段交会，当胃肠胀气刺激内脏神经时，大脑可能误判为腰部疼痛；同样，泌尿生殖系统的疾病可出现腹胀，并引发腰部牵涉痛。④炎症扩散与疾病关联。肠道疾病如炎症性肠病，炎症波及腹膜后组织，刺激腰神经丛；肠结核/肿瘤病变侵及后腹壁或腰肌，引发持续性腰腹钝痛；妇科与泌尿疾病，如盆腔炎/附件囊肿，炎症分泌物刺激骶丛神经，腰痛合并下腹胀痛；慢性膀胱炎/肾盂肾炎，感染上行至肾脏，触发腰部胀痛及胃肠功能紊乱。总之，腹胀与腰痛的关联本质是内脏-躯体神经传导、力学结构联动及炎症扩散的综合作用，临床当认真鉴别。本运动点应主要治疗功能性腹胀引发的腰痛。译者注］。

○ 承满（ST20）穴传统上用于调气，调和中焦，减轻腹胀，缓解疼痛。

【拮抗肌】

腹横肌没有直接的拮抗肌，此肌的运动点常与腹内、外斜肌运动点成对分布。

【相关的华佗夹脊穴】

相应夹脊穴位置（在脊椎旁）与 T_7~L_1 脊神经节段水平相对应。用垂直刺法，刺入深度 0.5~1.5 英寸（1.3~3.8cm）。

【附注】

该肌起点为胸腰筋膜、髂嵴、腹股沟韧带及下位 6 对肋骨内侧，止点为腹白线及耻骨联合。

十、梨状肌（Piriformis）

【主要作用】

外旋髋关节（另外，也具有使髋关节外展的作用。译者注）。

【神经支配】

骶丛神经（分支）（L_5~S_1）。

【运动点定位与针刺方法】

1. 定位　位于胞肓（UB53）穴与秩边（UB54）穴之间连线的中点处（图 7-10）（胞肓穴位于臀部，在骶正中嵴旁开 3 寸，平第 2 骶后孔处。秩边穴位于臀部，在骶正中嵴旁开 3 寸，平第 4 骶后孔处。译者注）。

2. 针刺操作　垂直刺法，刺入深度 2~3 英寸（5.1~7.6cm）。

【运动点主治】

腰痛，髋后部疼痛，并随髋关节外旋或内旋活动而加重，坐骨神经痛，大转子滑囊炎和梨状肌痉挛或劳损。

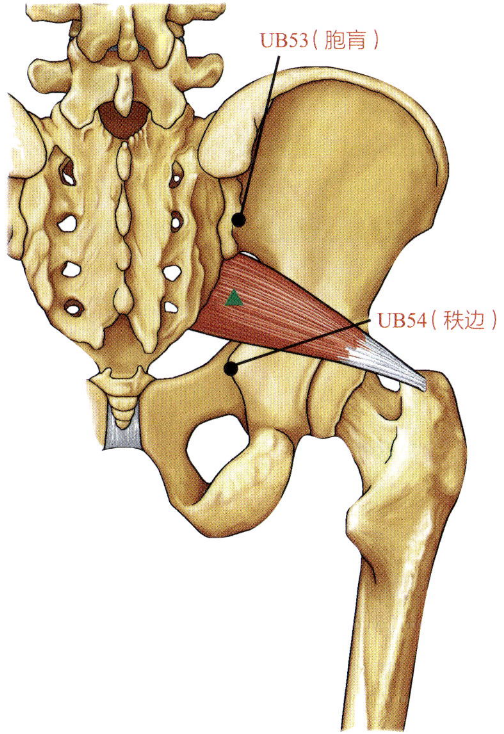

图 7-10　梨状肌运动点

- 经验性运动点：该运动点可缓解同侧天柱（UB10）穴区域的疼痛。

【拮抗肌】

臀中肌、臀小肌、阔筋膜张肌、半膜肌和半腱肌。

【相关的华佗夹脊穴】

相应夹脊穴位置（在脊椎旁）与 L_5 脊神经节段水平及膀胱经的上髎（UB31）穴（位于骶后上棘与后正中线之间，适对第 1 骶后孔。译者注）相对应。用垂直刺法，刺入深度 0.5~1.5 英寸（1.3~3.8cm）。

【附注】

该肌起点为骶骨前面（第 2~4 骶椎骨盆面），止点为股骨大转子尖端。

十一、下孖肌（Gemellus inferior）

【主要作用】

外旋髋关节。

【神经支配】

骶丛神经（分支）（L_5~S_1）。

【运动点定位与针刺方法】

1. **定位** 环跳（GB30）穴内侧 1 寸处（图 7-11）（环跳穴位于臀部，在股骨大转子最高点与骶骨裂孔的连线上，当外 1/3 与中 1/3 的交点处。译者注）。

2. **针刺操作** 垂直刺法，刺入深度 2~3 英寸（5.1~7.6cm）。

【运动点主治】

髋后部疼痛，并随髋关节内旋或外旋活动而加重。

【拮抗肌】

臀中肌、臀小肌、阔筋膜张肌、半膜肌和半腱肌。

【相关的华佗夹脊穴】

相应夹脊穴位置（在脊椎旁）与 L_5 脊神经节段水平及上髎（UB31）穴相对应。用垂直刺法，刺入深度 0.5~1.5 英寸（1.3~3.8cm）。

【附注】

该肌起点为坐骨结节，止点为股骨转子窝。

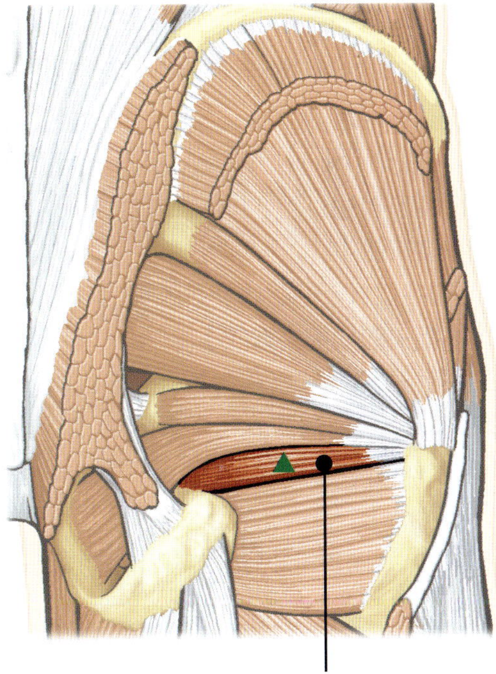

图 7-11　下孖肌运动点

十二、上孖肌（Gemellus superior）

【主要作用】

外旋髋关节。

【神经支配】

骶丛神经（分支）（L_5~S_1）。

【运动点定位与针刺方法】

1. **定位**　位于秩边（UB54）穴略下方处（图 7-12）。

2. 针刺操作 垂直刺法，刺入深度 2~3 英寸（5.1~7.6cm）。

【运动点主治】

腰背部疼痛，髋后部疼痛，并随髋关节外旋或内旋活动而加重。

○ 秩边（UB54）穴传统上用于治疗腰部疼痛，缓解痔疮疼痛，调节排尿。

【拮抗肌】

臀中肌、臀小肌、阔筋膜张肌、半膜肌和半腱肌。

【相关的华佗夹脊穴】

相应夹脊位置（在脊椎旁）与 L_5 脊神经节段水平及上髎（UB31）穴相对应。用垂直刺法，刺入深度 0.5~1.5 英寸（1.3~3.8cm）。

【附注】

该肌起点为坐骨棘，止点为股骨转子窝。

十三、闭孔外肌（Obturator externus）

【主要作用】

外旋髋关节。

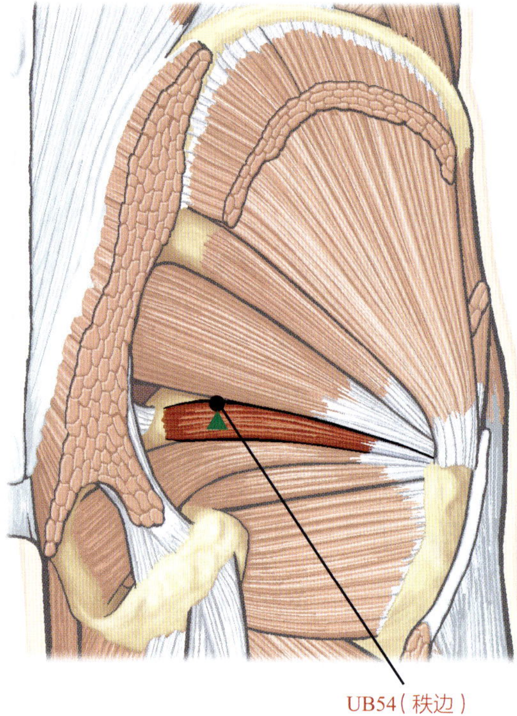

图 7-12 上孖肌运动点

【神经支配】

闭孔神经(L_3、L_4,腰丛神经分支)。

【运动点定位与针刺方法】

1. **定位**　位于阴廉(LIV11)穴与急脉(LIV12)穴之间连线的中点处(图 7-13)(阴廉穴位于气冲穴直下 2 寸,大腿根部,耻骨结节的下方处。气冲穴位于腹股沟稍上方,耻骨联合上缘水平线上,前正中线旁开 2 寸处。急脉穴位于耻骨联合下缘中点旁开 2.5 寸,当气冲穴外下方腹股沟处。译者注)。

2. **针刺操作**　垂直刺法,刺入深度 2~3 英寸(5.1~7.6cm)。

⊙ 提醒:针刺进针点应在股动脉搏动处的内侧至少 1 寸处(股动脉区域进针需严格避开血管,此警告旨在防止刺伤动脉引发出血风险。译者注)。

【运动点主治】

髋前部疼痛,并随髋关节外旋或内旋活动而加重。

【拮抗肌】

臀中肌、臀小肌、阔筋膜张肌、半膜肌和半腱肌。

【相关的华佗夹脊穴】

相应夹脊穴位置(在脊椎旁)与 L_3、L_4 脊神经节段水平相

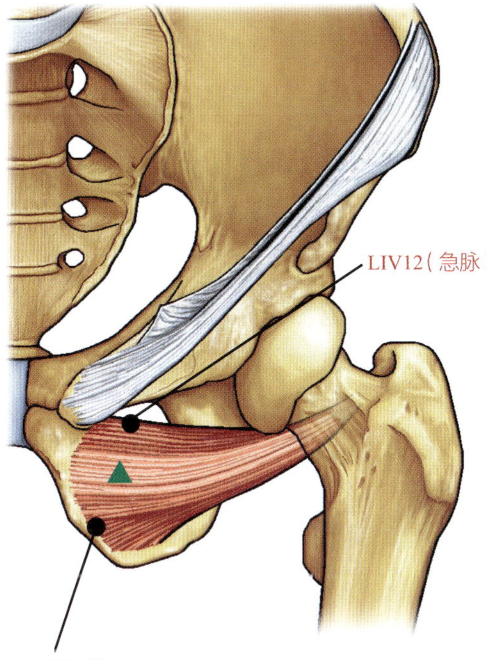

图 7-13　闭孔外肌运动点

对应。用垂直刺法，刺入深度 0.5~1.5 英寸（1.3~3.8cm）。

【附注】

该肌起点为闭孔膜外面及其周围骨面，止点为股骨转子窝。

十四、闭孔内肌（Obturator internus）

【主要作用】

外旋髋关节。

【神经支配】

骶丛神经（分支）（L_5~S_1）。

【运动点定位与针刺方法】

1. 定位 位于环跳（GB30）穴与腰俞（DU2）穴之间连线的中点处，即奇穴环中穴位置（图 7-14）（腰俞穴位于骶部，在后正中线上，适对骶管裂孔处。译者注）。

2. 针刺操作 垂直刺法，刺入深度 2~3 英寸（5.1~7.6cm）。

【适应证】

髋后部疼痛，并随髋关节外旋或内旋活动而加重。

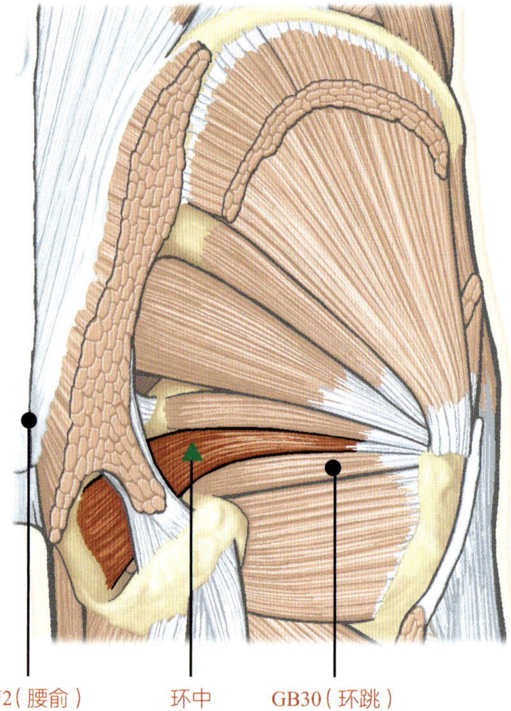

图 7-14 闭孔内肌运动点

○ 环中穴为经外奇穴，出自《中国针灸学》，具有通经止痛作用，主要用于治疗坐骨神经痛等下肢病变（译者注）。

【拮抗肌】

臀中肌，臀小肌，阔筋膜张肌，半膜肌和半腱肌。

【相关的华佗夹脊穴】

相应夹脊穴位置（在脊椎旁）与 L_5 脊神经节段水平及上髎（UB31）穴相对应。用垂直刺法，刺入深度 0.5~1.5 英寸（1.3~3.8cm）。

【附注】

该肌起点为闭孔膜内面及其周围骨面，止点为股骨转子窝。

十五、股方肌（Quadratus femoris）

【主要作用】

外旋髋关节。

【神经支配】

骶丛神经（分支）（L_5~S_1）。

【运动点定位与针刺方法】

1. **定位**　在股骨大转子和坐骨结节中心点之间连线的中点处（图 7-15）。
2. **针刺操作**　斜刺法，针从股骨大转子内侧缘缓慢斜刺入 2~2.5 英寸（5.1~6.4cm）。

⊙ 提醒:该运动点恰位于坐骨神经的外侧。细心地缓慢刺入是必要的。

【运动点主治】

髋后部疼痛,并随髋关节外旋或内旋活动疼痛加重,坐骨神经痛,股骨大转子滑囊炎和股方肌痉挛或劳损。

【拮抗肌】

臀中肌、臀小肌、阔筋膜张肌、半膜肌和半腱肌。

【相关的华佗夹脊穴】

相应夹脊穴位置(在脊椎旁)与 L_5 脊神经节段水平及上髎(UB31)穴相对应。用垂直刺法,刺入深度 0.5~1.5 英寸(1.3~3.8cm)。

【附注】

该肌的起点为坐骨结节外侧面,止于股骨转子间嵴。

十六、腰大肌(Psoas)

【主要作用】

前屈髋关节与腰椎,并使髋关节旋外(下肢固定时,使躯干和骨盆前屈。译者注)。

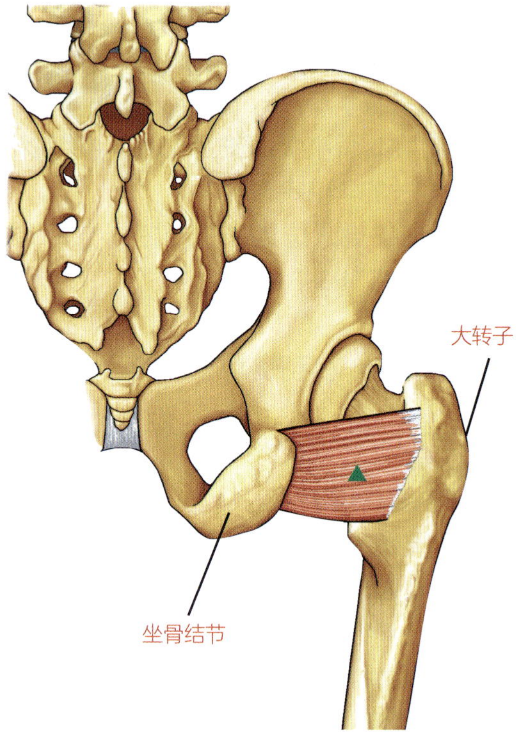

图 7-15　股方肌运动点

【神经支配】

腰丛神经（分支）（L_2~L_4）。

【运动点定位与针刺方法】

1. 定位　在气海俞（UB24）穴深部 2~3 英寸处（5.1~7.6cm，依个体体型大小不同而有深度上的差异。图 7-16）（气海俞位于第 3 腰椎棘突下，旁开 1.5 寸处。译者注）。

2. 针刺操作　气海俞部位的运动点直刺到上述深度（即 5.1~7.6cm）。

⊙ 提醒：针刺气海俞（UB24）至上述深度时，可能会激发腰大肌抽搐，导致患者惊恐，并引发反射性背部伸展（后仰），造成拔针困难。

该针刺方法的另一种替代性方案，即定位于五枢（GB27）穴，位置在髂前上棘内侧 1 寸处。针朝着后外侧方向斜刺入 0.5~1 英寸（1.3~2.5cm）。诱发得气感，使其传入腹股沟部位，影响到肝经（髂腹股沟神经分布区域），或沿着胃经（股外侧皮神经分布区域）向下传导；或者务必使得气感向后传导而穿过带脉（髂腹下神经分布区域）才能确保获得疗效。

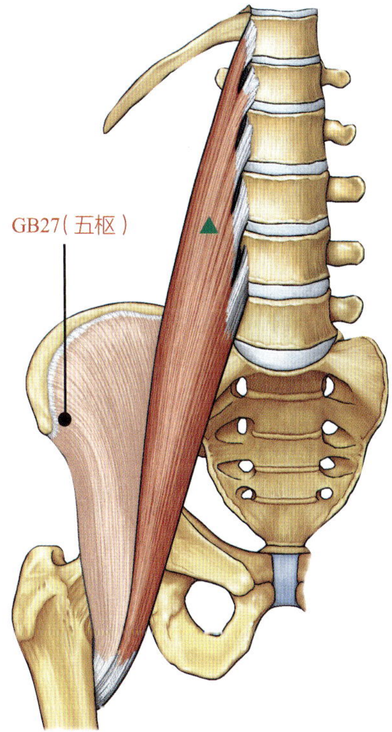

图 7-16　腰大肌运动点

【运动点主治】

腰痛，腰大肌痉挛或劳损，髋前部疼痛，并随屈髋关节活动而加重。

○ 气海俞传统上用于补益肾气、调理下焦、通经止痛（译者注）。

○ 五枢（GB27）穴是带脉（经脉）的交会穴，传统上用于调理带脉、祛瘀行滞、缓解疼痛。

【拮抗肌】

腰方肌、臀中肌、臀大肌、股二头肌(长头)、半腱肌、半膜肌和大收肌。

【相关的华佗夹脊穴】

相应夹脊穴位置(在脊椎旁)与 L_2~L_4 脊神经节段水平相对应。用垂直刺法,刺入深度 0.5~1.5 英寸(1.3~3.8cm)。

【附注】

该肌起点为第 12 胸椎体至第 5 腰椎体侧面,止于股骨小转子。

十七、髂肌(Iliacus)

【主要作用】

前屈髋关节并使髋关节旋外。

【神经支配】

股神经(L_2、L_3,腰丛神经分支)。

【运动点定位与针刺方法】

1. **定位** 位于髂骨内侧的带脉(GB26)穴深处,髂嵴下约 2 寸处(图 7-17)。

2. **针刺操作** 斜刺法,患者侧卧位,从带脉(GB26)穴处进针,针尖

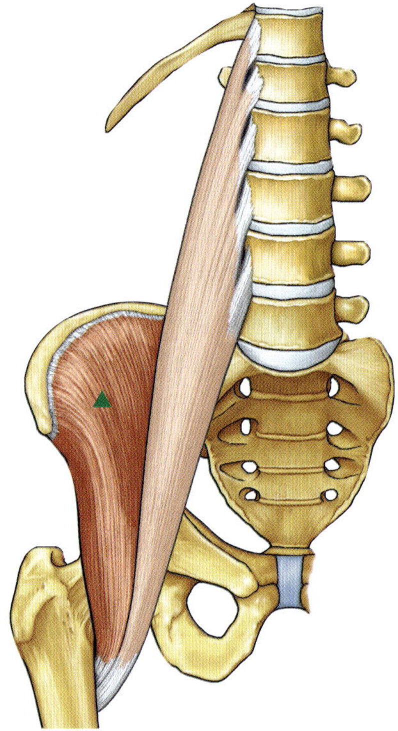

图 7-17 髂肌运动点

朝着股骨大转子前缘的方向，斜针刺入盆腔内。

【运动点主治】

腰痛，髂肌痉挛或劳损，髋前部疼痛，并随髋关节屈曲活动而疼痛加重。

【拮抗肌】

臀中肌、臀大肌、股二头肌（长头）、半腱肌、半膜肌和大收肌。

【相关的华佗夹脊穴】

相应夹脊穴位置（在脊椎旁）与 L_2、L_3 脊神经节段水平相对应。用垂直刺法，刺入深度 0.5~1.5 英寸（1.3~3.8cm）。

【附注】

该肌起点为髂窝和骶骨侧面，止点为股骨小转子。

十八、臀大肌（Gluteus maximus）

【主要作用】

伸并外旋髋关节。

上部肌束-外展髋关节。

下部肌束-内收髋关节。

【神经支配】

臀下神经（L_4~S_2，骶丛神经分支）。

【运动点定位与针刺方法】

1. 定位 位于秩边(UB54)穴略下方处(图 7-18)。

2. 针刺操作 斜刺法,在秩边穴部位进针,针尖斜向下方刺入 1.5~2.5 英寸(3.8~6.4cm)。

【运动点主治】

腰痛,膝痛,骨盆失衡,臀大肌痉挛或劳损。

● 经验性运动点:刺激双侧臀大肌运动点可缓解上颈肌紧张。

○ 秩边(UB54)穴传统上用于治疗腰区痛、缓解痔疮疼痛、调控排尿。

【拮抗肌】

股直肌、腰大肌、臀中肌和臀小肌。

【相关的华佗夹脊穴】

相应夹脊穴位置(在脊椎旁)与 L_4、L_5 脊神经节段水平及上髎(UB31)穴、次髎(UB32)穴相对应。用垂直刺法,刺入深度 0.5~1.5 英寸(1.3~3.8cm)(次髎穴位于髂后上棘与后正中线之间,适对第 2 骶后孔处。译者注)。

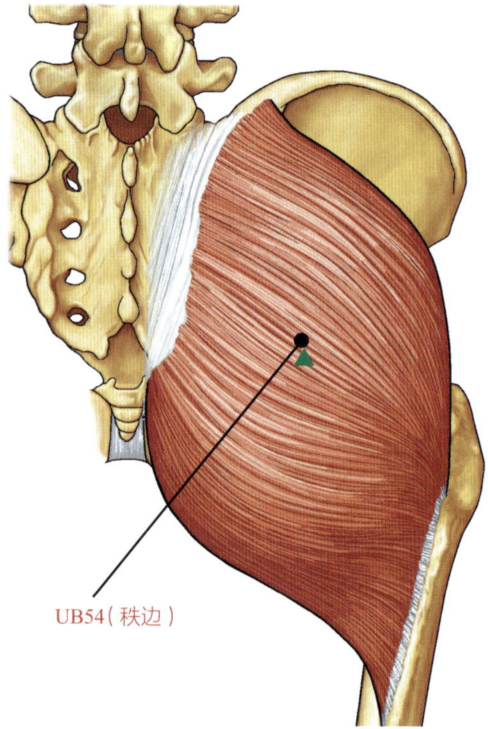

图 7-18 臀大肌运动点

【附注】

该肌起点为髋骨外面和骶骨背面，止点为股骨的臀肌粗隆。

十九、臀中肌（Gluteus medius）

【主要作用】

外展并内旋髋关节（前部肌束使髋关节旋内，后部肌束则使髋关节旋外。译者注）。

【神经支配】

臀上神经（L_4~S_2，骶丛神经分支）。

【运动点定位与针刺方法】

1. 定位　共有 2 个运动点（图 7-19）。

第 1 运动点：在髂后上棘和股骨大转子上缘的连线上，内 1/3 和外 2/3 线的交界处。

第 2 运动点：在大转子上缘上 3 寸，后 1 寸处。

2. 针刺操作　均垂直刺法，刺入深度 2~2.5 英寸（5.1~6.4cm）。

【运动点主治】

腰痛、髋部疼痛、臀中肌痉挛或劳损、骨盆失衡、坐骨神经痛、股骨大转子滑囊炎和下肢疼痛。

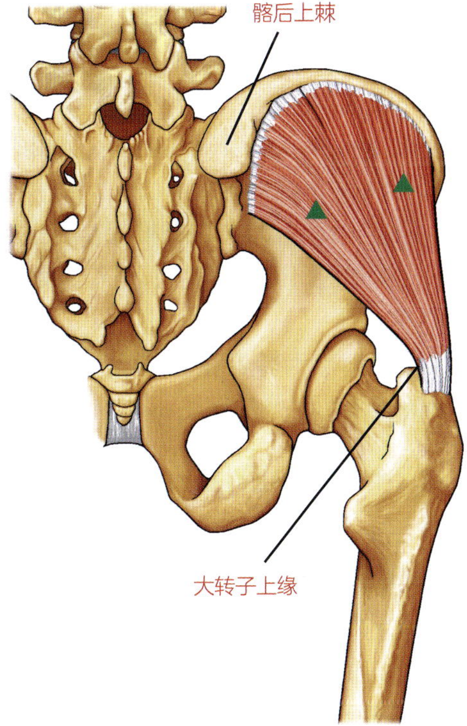

图 7-19　臀中肌运动点

● 经验性运动点：上述的臀大肌第1运动点可减轻同侧肩井(GB21)穴部位的疼痛，缓解斜方肌上部肌肉的紧张。

【拮抗肌】

臀大肌、梨状肌、长收肌、短收肌和大收肌。

【相关的华佗夹脊穴】

相应夹脊穴位置(在脊椎旁)与L_4、L_5脊神经节段水平及上髎、次髎穴相对应。用垂直刺法，刺入深度0.5~1.5英寸(1.3~3.8cm)。

【附注】

该肌起点为髂骨翼外侧(髂嵴下方、臀前线与臀后线之间)，止点为股骨大转子外侧面。

二十、臀小肌(Gluteus minimus)

【主要作用】

外展并内旋髋关节。

【神经支配】

臀上神经(L_4~S_2，骶丛神经分支)。

【运动点定位与针刺方法】

1. **定位** 在髂嵴和股骨大转子上缘之间连线的中点处(图7-20)。

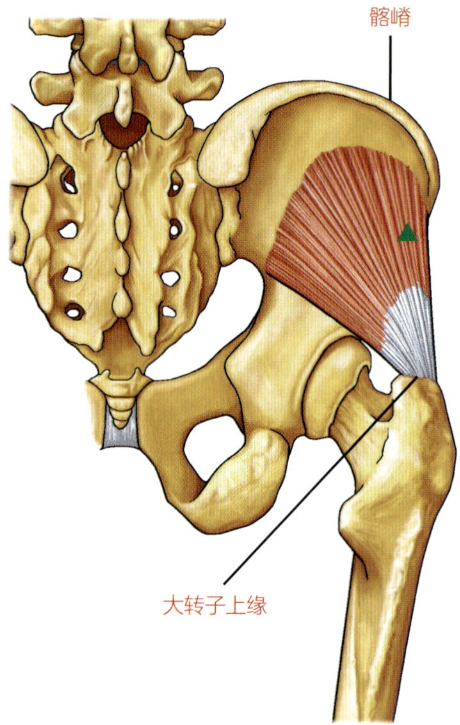

图7-20 臀小肌运动点

2. 针刺操作　垂直刺法，刺入深度 1.5~2 英寸（3.8~5.1cm）。

【运动点主治】

腰痛，髋部痛，臀小肌痉挛或劳损，骨盆失衡，坐骨神经痛，股骨大转子滑囊炎，下肢胆经分布区疼痛，如髂胫束摩擦综合征。

【拮抗肌】

臀大肌、梨状肌、长内收肌、短内收肌和大收肌。

【相关的华佗夹脊穴】

相应夹脊穴位置（在脊椎旁）与 L_4、L_5 脊神经节段水平及上髎、次髎穴相对应。用垂直刺法，刺入深度 0.5~1.5 英寸（1.3~3.8cm）。

【附注】

该肌起点为髂骨外侧面（臀前线和髋臼上方），止点为股骨大转子前外侧。

二十一、长收肌（Adductor longus）

【主要作用】

内收髋关节。

【神经支配】

闭孔神经（L_2~L_4，腰丛神经分支）；坐骨神经（L_4、L_5，骶丛神经分支）。

【运动点定位与针刺方法】

1. 定位 位于足五里(LIV10)穴直下 3 寸处(图 7-21)(足五里位于气冲穴直下 3 寸处,即大腿根部,耻骨结节的下方,长收肌的上缘处。译者注)。

2. 针刺操作 垂直刺法,刺入深度 1~1.5 英寸(2.5~3.8cm)。

⊙ 提醒:针刺进针点应在股动脉搏动处的内侧至少 1 寸处。

【运动点主治】

腹股沟部位疼痛,长收肌痉挛或劳损。

【拮抗肌】

阔筋膜张肌、臀中肌和臀小肌。

【相关的华佗夹脊穴】

相应夹脊穴位置(在脊椎旁)与 L_2~L_5 脊神经节段水平相对应。用垂直刺法,刺入深度 0.5~1.5 英寸(1.3~3.8cm)。

【附注】

该肌起点为耻骨上支和耻骨结节附近,止点为股骨粗线中段。

二十二、短收肌(Adductor brevis)

【主要作用】

内收和屈髋关节。

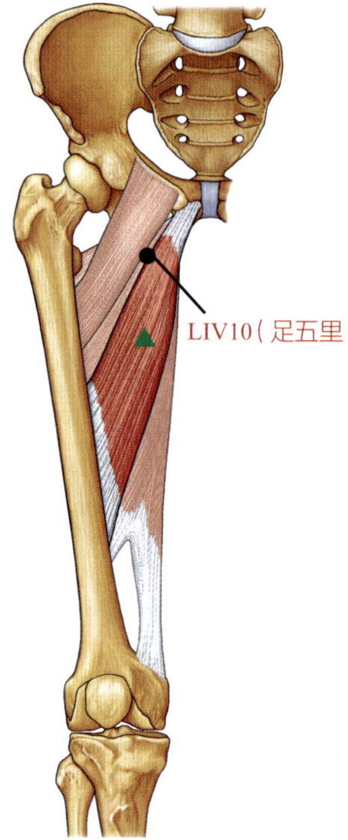

图 7-21 长收肌运动点

【神经支配】

闭孔神经(L_2~L_5,腰丛神经分支)。

【运动点定位与针刺方法】

1. **定位**　位于足五里(LIV10)穴下 1 寸,外侧 1 寸处(见图 7-22)。

2. **针刺操作**　垂直刺法,刺入深度 1~1.5 英寸(2.5~3.8cm)。

⊙ 提醒:针刺进针点应在股动脉搏动处的内侧至少 1 寸处。

【运动点主治】

腹股沟部位疼痛,短收肌痉挛或劳损。

【拮抗肌】

阔筋膜张肌、臀中肌和臀小肌。

【相关的华佗夹脊穴】

相应夹脊穴位置(在脊椎旁)与 L_2~L_5 脊神经节段水平相对应。用垂直刺法,刺入深度 0.5~1.5 英寸(1.3~3.8cm)。

【附注】

该肌起点为耻骨下支(耻骨靠近会阴部的骨性结构),止点为股骨粗线内侧唇的中段(大腿骨后侧中段)。

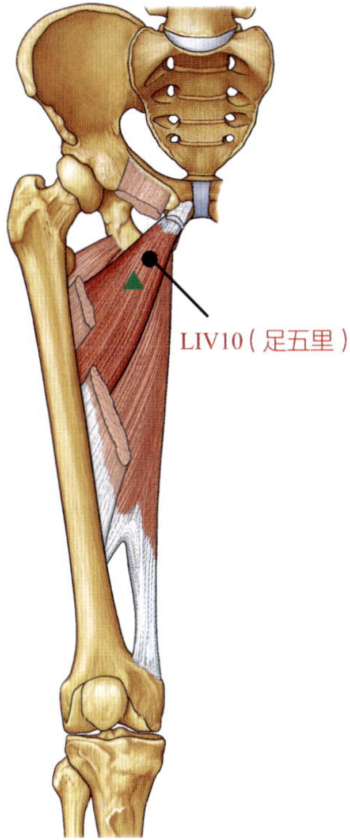

图 7-22　短收肌运动点

二十三、大收肌(Adductor magnus)

【主要作用】

内收并伸展髋关节[大收肌具有双重作用,上部纤维主要参与内收髋关节,下部纤维协同臀肌和腘绳肌伸展髋关节(尤其在屈髋后伸直时)。译者注]。

【神经支配】

闭孔神经(L_2~L_5,腰丛神经分支)。

【运动点定位与针刺方法】

1. 定位 共有 2 个运动点(图 7-23)。

第 1 个运动点:在足五里(LIV10)穴下 2 寸处。

第 2 个运动点:在上一个运动点直下 2~3 寸处。

2. 针刺操作 均垂直刺法,刺入深度 1~1.5 英寸(2.5~3.8cm)。

⊙ 提醒:针刺进针点应在股动脉搏动处的内侧至少 1 寸处。

【运动点主治】

腹股沟部位疼痛,腘绳肌上端劳损,大收肌痉挛或劳损。

【拮抗肌】

臀中肌、臀小肌、阔筋膜张肌、股直肌和腰大肌。

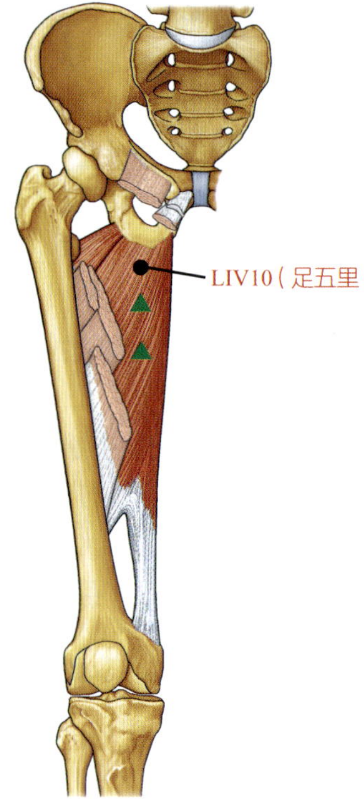

图 7-23 大收肌运动点

【相关的华佗夹脊穴】

相应夹脊穴位置(在脊椎旁)与 L_2~L_5 脊神经节段水平相对应。用垂直刺法，刺入深度 0.5~1.5 英寸(1.3~3.8cm)。

【附注】

该肌起点为坐骨结节(下部)、坐骨支和耻骨下支(上部)，止点为股骨粗线(大部分肌纤维)、内收肌结节(部分肌腱延伸至股骨内上髁后上方)。

二十四、耻骨肌(Pectineus)

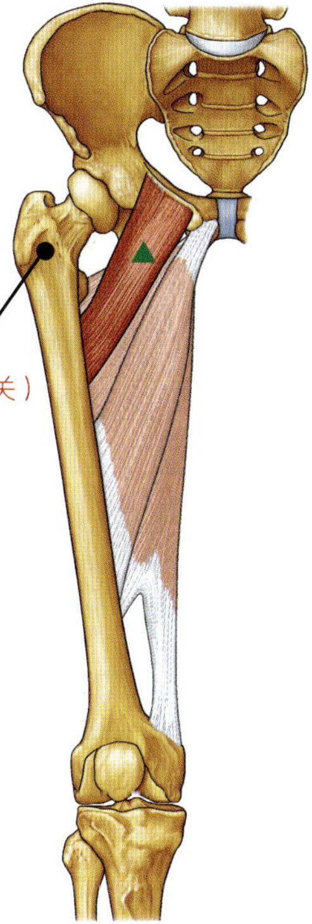

图 7-24　耻骨肌运动点

【主要作用】

内收和屈髋关节。

【神经支配】

股神经(L_2~L_4，腰丛神经分支)(一般认为还包括腰丛分支闭孔神经，$L_{2\sim4}$。译者注)。

【运动点定位与针刺方法】

1. 定位　人约在髀关(ST31)穴内侧 3 寸处(图 7-24)(髀关穴位于髂前上棘与髌骨底外缘连线上，屈髋时平会阴，居缝匠肌外侧凹陷中。也有定位为在股前区，股直肌近端、缝匠肌与阔筋膜张肌 3条肌肉之间凹陷中。译者注)。

2. 针刺操作 垂直刺法，刺入深度 1~1.5 英寸(2.5~3.8cm)。

⊙ 提醒：针刺进针点应在股动脉搏动处的内侧至少 1 寸处。

【运动点主治】

腹股沟部位疼痛，耻骨肌痉挛或劳损，髋关节屈曲时髋前部疼痛。

【拮抗肌】

臀大肌、臀中肌、臀小肌和阔筋膜张肌。

【相关的华佗夹脊穴】

相应夹脊穴位置(在脊椎旁)与 L_2~L_4 脊神经节段水平相对应。用垂直刺法，刺入深度 0.5~1.5 英寸(1.3~3.8cm)。

【附注】

该肌起点为耻骨上支(靠近耻骨结节)，止于股骨粗线内侧唇上段(耻骨肌线)。

二十五、阔筋膜张肌(Tensor fasciae latae)

【主要作用】

屈曲、外展和内旋髋关节(此外，还具有紧张阔筋膜的作用。译者注)。

【神经支配】

臀上神经(L_4~S_1，骶丛神经分支)。

【运动点定位与针刺方法】

1. 定位　共有 2 个运动点(图 7-25)。

第 1 个运动点:位于居髎(GB29)穴处(居髎穴位于髋部,在髂前上棘与股骨大转子最凸点连线的中点处。译者注)。

第 2 个运动点:在居髎(GB29)穴直下 1~1.5 寸处。

2. 针刺操作　垂直刺法,刺入深度 0.5~1 英寸(1.3~2.5cm)。

【运动点主治】

髋关节前侧疼痛,阔筋膜张肌痉挛或拉伤,髋关节疼痛,髂胫束区域疼痛或感觉异常,膝关节疼痛,特别是髌骨和膝关节外侧部位的疼痛。

○ 居髎(GB29)穴是阳跷脉的交会穴,传统上用于激发经络,止痛。

【拮抗肌】

臀大肌、大收肌、股二头肌长头及梨状肌。

【相关的华佗夹脊穴】

相应夹脊穴位置(在脊椎旁)与 L_4、L_5 脊神经节段水平及上髎穴相对应。用垂直刺法,刺入深度 0.5~1.5 英寸(1.3~3.8cm)。

【附注】

该肌起点为髂前上棘和髂嵴外侧,止点为胫骨外侧髁。

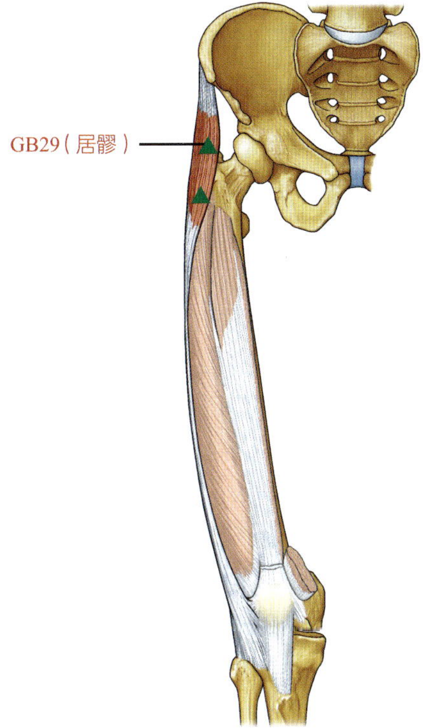

图 7-25　阔筋膜张肌运动点

二十六、缝匠肌(Sartorius)

【主要作用】

外旋髋关节,使髋关节外展和前屈,屈曲并内旋膝关节。

【神经支配】

股神经(L_2~L_4,腰丛神经分支)。

【运动点定位与针刺方法】

1. **定位** 位于髀关(ST31)穴内侧 0.5~1 寸处(图 7-26)。
2. **针刺操作** 垂直刺法,刺入深度 1 英寸(约 2.5cm)。

【运动点主治】

髋关节前侧疼痛,缝匠肌痉挛或劳损及鹅足肌腱病变。

【拮抗肌】

内收肌群(长收肌、大收肌、短收肌、耻骨肌)、股薄肌、臀中肌及股四头肌群(股直肌、股内侧肌和股外侧肌)。

【相关的华佗夹脊穴】

相应夹脊穴位置(在脊椎旁)与 L_2~L_4 脊神经节段水平相对应。用垂直刺法,刺入深度 0.5~1.5 英寸(1.3~3.8cm)。

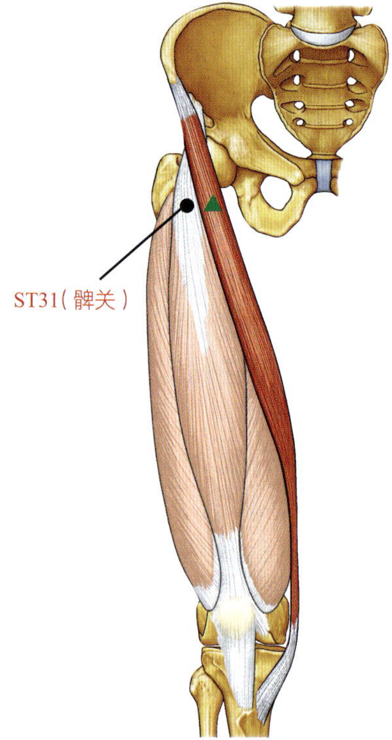

图 7-26 缝匠肌运动点

【附注】

该肌起点为髂前上棘，止点为胫骨上端内侧面。

二十七、股薄肌（Gracilis）

【主要作用】

内收髋关节，屈和内旋膝关节。

【神经支配】

闭孔神经（L_2~L_5，腰丛神经分支）。

【运动点定位与针刺方法】

1. **定位**　位于耻骨联合下缘和膝关节内侧间隙线之间（连线）的中点处（图 7-27）（膝关节间隙线系指关节间隙的体表投影线，即触摸膝关节时可触及的间隙。译者注）。

2. **针刺操作**　垂直刺法，刺入深度 1 英寸（约 2.5cm）。

【运动点主治】

大腿内侧疼痛，股薄肌痉挛或劳损及鹅足肌腱病变。

【拮抗肌】

臀小肌、臀中肌、股二头肌和半腱肌。

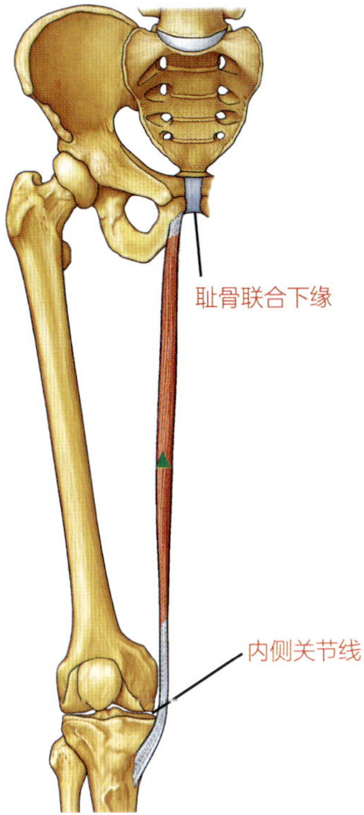

图 7-27　股薄肌运动点

【相关的华佗夹脊穴】

相应夹脊穴位置(在脊椎旁)与 L_2~L_5 脊神经节段水平相对应。用垂直刺法,刺入深度 0.5~1.5 英寸(1.3~3.8cm)。

【附注】

该肌起点为耻骨下支前缘,止点为胫骨近端内侧面的鹅足腱(与缝匠肌、半腱肌共同形成)。

(石磊、秦懿图、韩佳炜、张曼 译,杜元灏 审校)

第 8 章

膝部肌肉运动点定位、操作及适应证

◇ 本章介绍的作用于膝部的肌肉主要包括

一、股直肌(Rectus femoris)

【主要作用】

伸膝关节,屈髋关节。

【神经支配】

股神经(L_2~L_5,腰丛神经分支)。

【运动点定位与针刺方法】

1. 定位 共有2个运动点(图8-1)。

第1运动点:在髀关(ST31)穴处。

第2运动点:位于髌骨上缘的奇穴鹤顶穴与髀关穴连线的中点处(鹤顶穴在膝上部,髌底中点的上方凹陷处。译者注)。

2. 针刺操作 均垂直刺法,刺入深度1~1.5英寸(2.5~3.8cm)。

【运动点主治】

股直肌劳损,髌骨肌腱病,髌骨软化症,髋屈肌劳损。

○ 髀关(ST31)穴传统上用于激发经络,缓解疼痛,祛风除湿。

【拮抗肌】

臀大肌、腘绳肌群(股二头肌、半腱肌和半膜肌)。

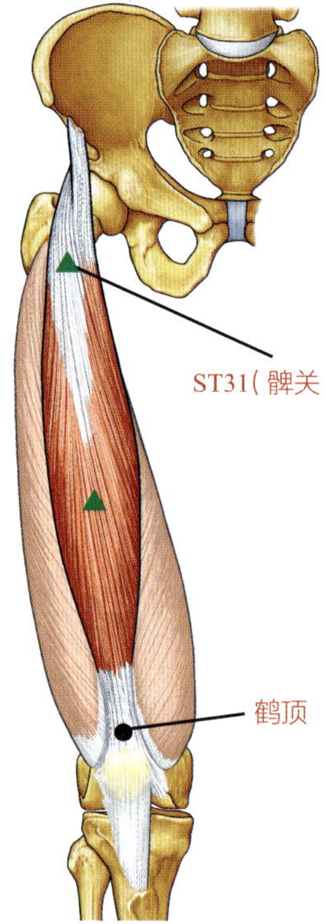

图8-1 股直肌运动点

【相关的华佗夹脊穴】

相应夹脊穴位置（在脊椎旁）与 L_2~L_5 脊神经节段水平相对应。用垂直刺法，刺入深度 0.5~1.5 英寸（1.3~3.8cm）。

【附注】

该肌起点为髂前下棘和髋臼上缘，止点为胫骨粗隆（通过髌腱）。

二、股内侧肌（Vastus medialis）

【主要作用】

伸膝关节。

【神经支配】

股神经（L_2~L_5，腰丛神经分支）。

【运动点定位与针刺方法】

1. 定位　位于经外奇穴百虫窝处，即在血海（SP10）穴上 1 寸稍偏内侧处（图 8-2）（百虫窝位于大腿内前区，在髌底内侧端上方 3 寸处。血海穴位于大腿内前区，在髌底内侧端上方 2 寸，股内侧肌隆起处。译者注）。

2. 针刺操作　斜刺法，针尖方向朝着胃经刺入 1 英寸（约 2.5cm）。

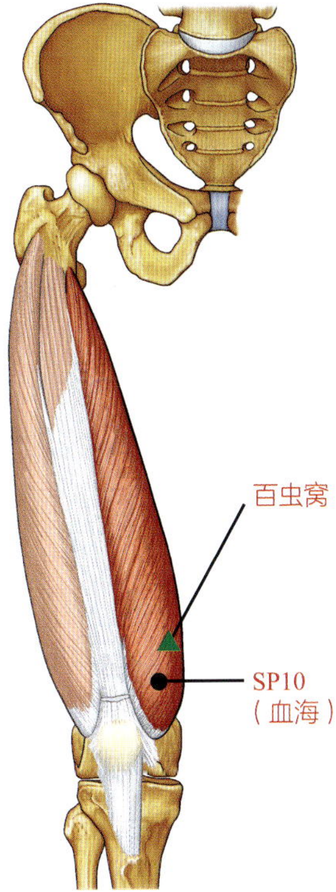

图 8-2　股内侧肌运动点

【运动点主治】

膝关节疼痛与无力感，股内侧肌劳损，髌腱病变，内侧副韧带扭伤，髌骨软化症，膝关节运行轨迹异常引起的病变，如髌股关节综合征（是膝盖前方因髌骨轨迹异常或过度使用引发的疼痛综合征，常见于跑步、跳跃等运动人群；其核心问题与髌骨与股骨滑车沟的摩擦增加有关。临床表现为膝盖前方或髌骨周围疼痛，运动后加剧，尤其上下楼梯、久坐或下蹲时加重；可能伴随膝盖“打软腿”或弹响，部分患者可出现轻度肿胀，按压髌骨边缘有痛感。译者注）。

○ 百虫窝为经外奇穴，出自明代的《针灸大成》，传统上认为具有祛风活血、驱虫止痒的功效，主要治疗虫积、风湿痒疹、下部生疮（译者注）。

【拮抗肌】

腘绳肌群（股二头肌、半腱肌及半膜肌）。

【相关的华佗夹脊穴】

相应夹脊穴位置（在脊椎旁）与 L_2~L_5 脊神经节段水平相对应。用垂直刺法，刺入深度 0.5~1.5 英寸（1.3~3.8cm）。

【附注】

该肌起点为股骨粗线内侧唇和转子间线，止点为胫骨粗隆（通过髌韧带）。

三、股外侧肌（Vastus lateralis）

【主要作用】

伸膝关节。

【神经支配】

股神经（L_2~L_5，腰丛神经分支）。

【运动点定位与针刺方法】

1. 定位　共有 2 个运动点（图 8-3）。

第 1 运动点：位于伏兔（ST32）穴上 5 寸，外侧 2 寸处（伏兔穴位于股前区，在髂前上棘与髌骨外上缘的连线上，髌骨外上缘上方 6 寸处。译者注）。

第 2 运动点：位于经外奇穴新伏兔穴处，即伏兔（ST32）穴外侧 1~2 寸处。

2. 针刺操作　均垂直刺法。

第 1 运动点：刺入深度 1~1.5 英寸（2.5~3.8cm）。

第 2 运动点：刺入深度 0.5~1 英寸（1.3~2.5cm）。

【运动点主治】

股外侧肌劳损，髌腱病变，髂胫束摩擦综合征（髂胫束在膝关节上方经过，覆盖股骨外上髁，膝关节伸屈时，髂胫束在外上髁上前后来回滑动摩擦刺激，两者之间水肿充血产生无菌性炎症，导致在运动中和运动后膝关节外侧疼痛的综合征。多见于中长跑和竞走运动员。译者注）、髌骨软化症、髌骨运行轨迹异常引起的病变，如髌股关节综合征。

○ 新伏兔为经外奇穴，出自《常用新医疗法手册》，传统上认为具有舒筋通络，活血止痛作用，主治下肢麻痹、瘫痪、膝痛等（译者注）。

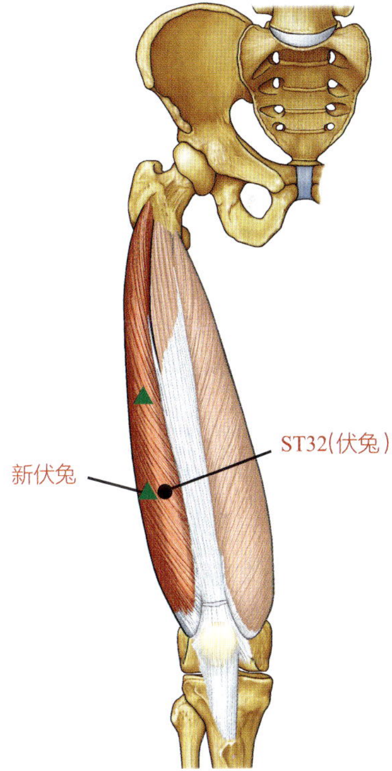

图 8-3　股外侧肌运动点

【拮抗肌】

腘绳肌群(股二头肌、半腱肌及半膜肌)。

【相关的华佗夹脊穴】

相应夹脊穴位置(在脊椎旁)与 L_2~L_5 脊神经节段水平相对应。用垂直刺法,刺入深度 0.5~1.5 英寸(1.3~3.8cm)。

【附注】

该肌起点为股骨粗线外侧唇和股骨大转子下方,止点为胫骨粗隆(通过髌腱)。

四、腘肌(Popliteus)

【主要作用】

1. **非负重时** 屈膝关节,内旋胫骨。
2. **负重之时** 屈膝关节,外旋股骨。

【神经支配】

胫神经(L_5、S_1,骶丛,坐骨神经分支)。

【运动点定位与针刺方法】

1. **定位** 位于阴谷(K10)穴下 2 寸,内侧 1 寸处(图 8-4)(阴谷穴位于腘窝内侧,屈膝时当半腱肌腱与半膜肌腱之间。译者注)。
2. **针刺操作** 垂直刺法,刺入深度 1~1.5 英寸(2.5~3.8cm)。

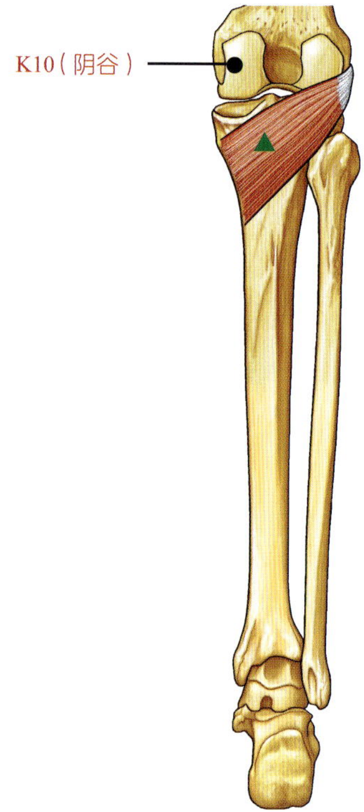

图 8-4 腘肌运动点

⊙ 提醒：进针位置应在腘动、静脉的内侧（避开血管），因为该处的血管正位于此水平面的膀胱经下方。

【运动点主治】

腘窝肌腱病变，膝关节疼痛及失稳。

【拮抗肌】

股四头肌群（股直肌、股外侧肌及股内侧肌）。

【相关的华佗夹脊穴】

相应夹脊穴位置（在脊椎旁）与 L_5 脊神经节段水平及上髎（UB31）穴相对应。用垂直刺法，刺入深度 0.5~1.5 英寸（1.3~3.8cm）。

【附注】

该肌起点为股骨外侧髁的外侧表面，止点为胫骨近端后面的比目鱼肌线以上区域。

五、股二头肌（Biceps femoris）

【主要作用】

屈和外旋膝关节，伸髋关节。

【神经支配】

坐骨神经（L_5~S_2，骶丛分支）；长头-胫神经分支；短头-腓总神经分支。

【运动点定位与针刺方法】

1. **定位**　短头运动点在浮郄（UB38）穴直上 5 寸处（图 8-5）（浮郄穴位于膝后区，委阳穴上 1 寸，股二头肌腱的内侧缘处。委阳穴位于腘横纹外侧端，股二头肌腱的内侧缘处。译者注)。

长头有 2 个运动点(图 8-5)。

第 1 运动点：位于殷门(UB37)穴外侧 1 寸处(殷门穴位于股后侧，在承扶穴与委中穴的连线上，承扶穴下 6 寸处。承扶穴位于大腿后面，在臀横纹的中点处。委中穴位于腘横纹的中点，当股二头肌肌腱与半腱肌肌腱的中间处。译者注)。

第 2 运动点：位于殷门(UB37)穴正下方 1~1.5 寸，略偏向外侧处。

2. 针刺操作 均垂直刺法。

① 短头运动点：垂直刺法，刺入深度 1~1.25 英寸(2.5~3.2cm)。

② 长头运动点：垂直刺法，刺入深度 0.5~1 英寸(1.3~2.5cm)。

【运动点主治】

坐骨神经痛，股二头肌劳损及其肌腱病变。

【拮抗肌】

腰大肌、股四头肌群(股直肌、股外侧肌及股内侧肌)。

【相关的华佗夹脊穴】

相应夹脊穴位置(在脊椎旁)与 L_5 脊神经节段水平及上髎、次髎穴相对应。用垂直刺法，刺入深度 0.5~1.5 英寸(1.3~3.8cm)。

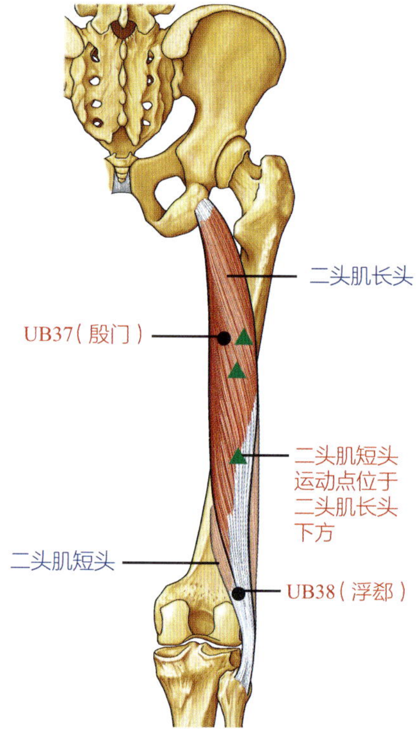

图 8-5 股二头肌运动点

【附注】

股二头肌有两个起点，其中长头起于坐骨结节，短头起于股骨粗线，止点为腓骨头。

六、半腱肌(Semitendinosus)

【主要作用】

屈和内旋膝关节，伸髋关节。

【神经支配】

坐骨神经(L_5~S_1，骶丛神经分支)。

【运动点定位与针刺方法】

1. 定位　共有 2 个运动点(图 8-6)。

第 1 运动点：位于殷门(UB37)穴内上方各 2 寸处。

第 2 运动点：位于殷门(UB37)穴下 1 寸，向内侧偏移 2 寸处。

2. 针刺操作　均垂直刺法，刺入深度 0.5~1 英寸(1.3~2.5cm)。

【运动点主治】

半腱肌劳损及肌腱病变，膝关节内侧疼痛，如鹅足肌腱病(鹅足指膝关节内侧由缝匠肌、股薄肌和半腱肌三块肌肉肌腱共同组成的鹅蹼状结构，本病是发生在膝关节内侧鹅足区域的肌腱病变，是鹅足肌腱过度使用损伤导致的疾

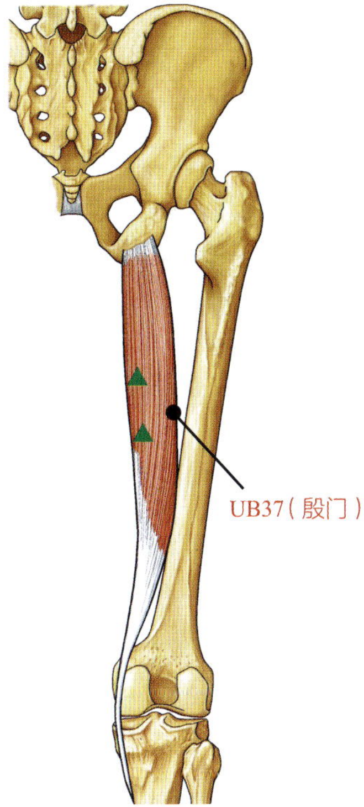

图 8-6　半腱肌运动点

病；常见于跑步运动员、游泳运动员和肥胖人群，主要表现为膝关节内侧痛、晨僵和活动受限等症状。译者注)。

【拮抗肌】

腰大肌、股二头肌长头、股四头肌群(股直肌、股外侧肌和股内侧肌)。

【相关的华佗夹脊穴】

相应夹脊穴位置(在脊椎旁)与 L_5 脊神经节段水平及上髎穴相对应。用垂直刺法，刺入深度 0.5~1.5 英寸(1.3~3.8cm)。

【附注】

该肌起点为坐骨结节和骶结节韧带，止点为胫骨内侧近端(鹅足腱)。

七、半膜肌(Semimembranosus)

【主要作用】

屈和内旋膝关节，伸髋关节。

【神经支配】

坐骨神经(L_4~S_2，骶丛神经分支)。

【运动点定位与针刺方法】

1. 定位　位于阴谷(K10)穴上 6 寸处(图 8-7)。
2. 针刺操作　垂直刺法，刺入深度 0.5~1 英寸(1.3~2.5cm)。

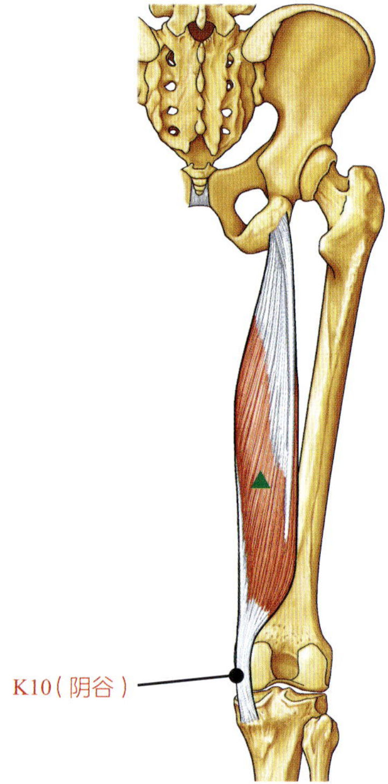

图 8-7　半膜肌运动点

【运动点主治】

半膜肌劳损和肌腱病变。

【拮抗肌】

腰大肌、股二头肌、股四头肌群（股直肌、股外侧肌及股内侧肌）。

【相关的华佗夹脊穴】

相应夹脊穴位置（在脊椎旁）与 L_4、L_5 脊神经节段水平及上髎、次髎穴相对应。用垂直刺法，刺入深度 0.5~1.5 英寸（1.3~3.8cm）。

【附注】

该肌起点为坐骨结节，止点为胫骨内侧髁后方及膝关节囊后内侧。

（刘佳琳　译，杜元灏　审校）

第9章

踝与足部肌肉运动点定位、操作及适应证

◇ 本章介绍的作用于踝及足部的肌肉主要包括

一、胫骨前肌（Tibialis anterior）

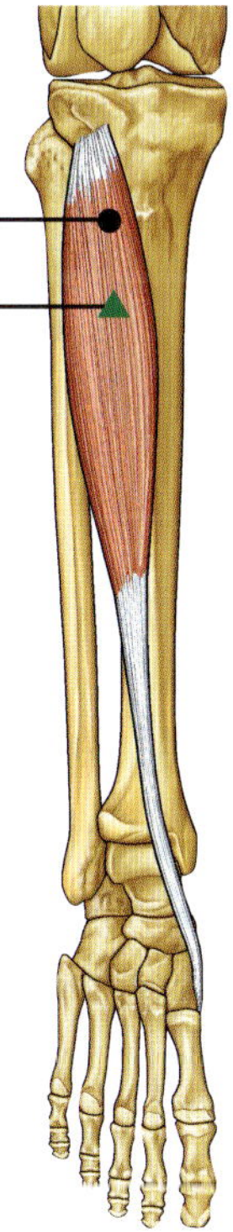

图 9-1　胫骨前肌运动点

【主要作用】

背屈踝关节，使足内翻。

【神经支配】

腓深神经（L_4~S_2，骶丛，坐骨神经的分支-腓总神经终末支之一）。

【运动点定位与针刺方法】

1. 定位　位于经外奇穴阑尾穴部位，即足三里（ST36）穴下 2 寸处（图 9-1）（足三里穴位于犊鼻穴下 3 寸，胫骨前嵴外一横指处。犊鼻穴在膝前部，髌韧带外侧凹陷中。译者注）。

2. 针刺操作　垂直刺法，刺入深度 0.5~1 英寸（1.3~2.5cm）。

【运动点主治】

胫骨前肌劳损及其肌腱病变，胫骨前肌应力综合征（外胫夹）（属于胫骨内侧应力综合征范畴，主要因胫骨前肌过度使用或反复应力刺激引发。典型表现为小腿前侧疼痛、肿胀、压痛，运动时或运动后小腿前侧钝痛、酸痛或刺痛加重，尤其跑步、跳跃后明显。译者注），阿基里斯腱病（跟腱附着点病变即跟腱炎）。

○ 阑尾穴为经外奇穴，出自《新中医药》杂志（1957 年第 2 期），原定位为在足三里穴下 2 寸稍前之处，主要用于治疗急慢性阑尾炎。后也用于治疗下肢瘫、小腿疼痛、腓肠肌痉挛、急慢性胃肠炎、足下垂、膝踝关节痛等(译者注)。

【拮抗肌】

腓肠肌、比目鱼肌、腓骨肌(长肌、短肌和第 3 腓骨肌)。

【相关的华佗夹脊穴】

相应夹脊穴位置(在脊椎旁)与 L_4、L_5 脊神经节段水平及上髎、次髎穴相对应。用垂直刺法,刺入深度 0.5~1.5 英寸(1.3~3.8cm)。

【附注】

该肌起点为胫骨外侧髁和胫骨近端前外侧面的上 2/3,以及骨间膜,止点为内侧楔骨内侧面和第 1 跖骨基底。

二、胫骨后肌(Tibialis posterior)

【主要作用】

跖屈踝关节,使足内翻。

【神经支配】

胫神经(L_4~S_2,骶丛,坐骨神经的终末支之一)。

【运动点定位与针刺方法】

1. 定位 位于承筋(UB56)穴与承山(UB57)穴之间连线的中点处(图 9-2)(承筋穴位于小腿后侧,在腘横纹下 5 寸,腓肠肌两肌腹之间处。承山穴位于小腿

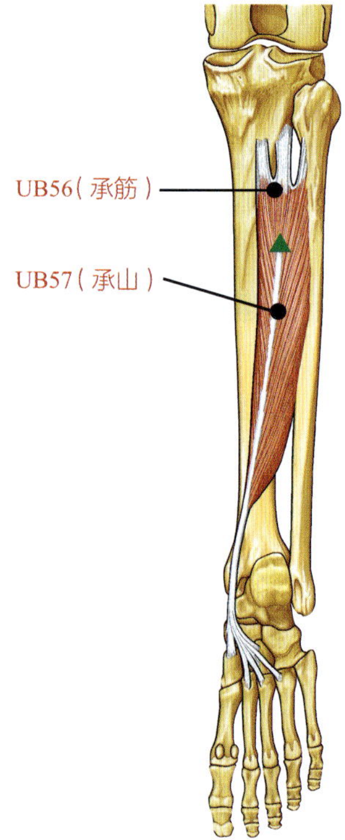

图 9-2 胫骨后肌运动点

后区，在腓肠肌两肌腹与肌腱交角处。译者注）。

2. **针刺操作**　斜刺法，从运动点内侧约 1 寸处进针，针尖朝着小腿中央方向刺入 1~1.25 英寸（2.5~3.2cm）。

⊙ 提醒：胫骨后动脉和神经紧邻该运动点部位。

【运动点主治】

胫骨后肌劳损及其肌腱病变，胫骨后肌应力综合征（外胫夹）（属于胫骨内侧应力综合征范畴，由胫骨后肌长期应力累积引发，常见于过度运动或足部生物力学异常患者，表现为小腿内侧即胫骨内侧边缘的疼痛和触痛，伴局部软组织炎症反应，特别是在运动或锻炼期间疼痛加重。译者注），内侧足弓塌陷和足底筋膜炎。

【拮抗肌】

腓骨肌（长肌、短肌和第三腓骨肌）、趾长伸肌和胫骨前肌。

【相关的华佗夹脊穴】

相应夹脊穴位置（在脊椎旁）与 L_4、L_5 脊神经节段水平及上髎、次髎穴处相对应。用垂直刺法，刺入深度 0.5~1.5 英寸（1.3~3.8cm）。

【附注】

该肌起点为胫骨、腓骨和骨间膜后方，止点为足舟骨及邻近的楔骨。

三、腓骨长肌（Peroneus longus）

【主要作用】

跖屈踝关节，使足外翻。

【神经支配】

腓浅神经(L_4~S_2,骶丛,坐骨神经的分支-腓总神经终末支之一)。

【运动点定位与针刺方法】

1. 定位 位于腓骨头直下1.5~2寸处(图9-3)。

2. 针刺操作 垂直刺法,刺入深度0.5~0.75寸(1.3~1.9cm)。

【运动点主治】

腓骨长肌劳损或肌腱病变,踝关节扭伤,腓骨头周围疼痛和坐骨神经痛。

【拮抗肌】

胫骨前肌、胫骨后肌、跗长屈肌、跗长伸肌、趾长屈肌、趾长伸肌和第三腓骨肌。

【相关的华佗夹脊穴】

相应夹脊穴位置(在脊椎旁)与于L_4、L_5脊神经节段水平及上髎、次髎穴相对应。用垂直刺法,刺入深度0.5~1.5英寸(1.3~3.8cm)。

【附注】

该肌起点为腓骨外侧上2/3、胫骨外侧髁及小腿深筋膜,止点为第1跖骨底和内侧楔骨。

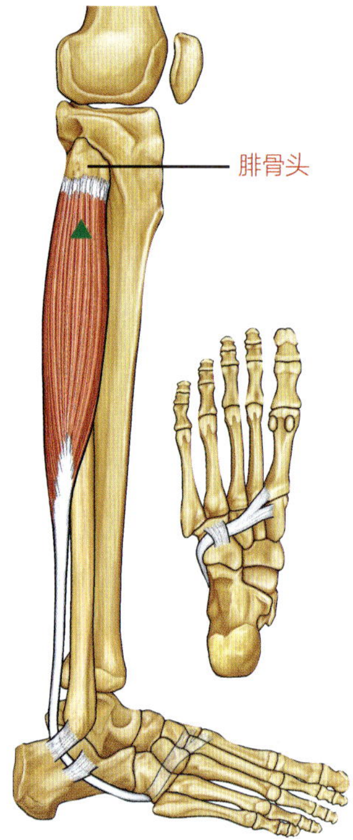

图9-3 腓骨长肌运动点

四、腓骨短肌（Peroneus brevis）

【主要作用】

跖屈踝关节，使足外翻。

【神经支配】

腓浅神经（L_4~S_2，骶丛，坐骨神经的分支-腓总神经的终末支之一）。

【运动点定位与针刺方法】

1. **定位**　在腓骨后侧缘，阳交（GB35）穴上方 1 寸处（图 9-4）（阳交穴位于小腿外侧，外踝尖上 7 寸，腓骨后缘处。译者注）。

2. **针刺操作**　垂直刺法，刺入深度 0.5~0.75 英寸（1.3~1.9cm）。

【运动点主治】

腓骨短肌劳损和肌腱病变，踝关节扭伤，腓骨头周围疼痛和坐骨神经痛。

【拮抗肌】

胫骨前肌、胫骨后肌、踇长屈肌、踇长伸肌、趾长屈肌、趾长伸肌和第三腓骨肌。

【相关的华佗夹脊穴】

相应夹脊穴位置（在脊椎旁）与 L_4、L_5 脊神经节段水平及上髎、次髎穴相对应。用垂直刺法，刺入深度 0.5~1.5 英寸（1.3~3.8cm）。

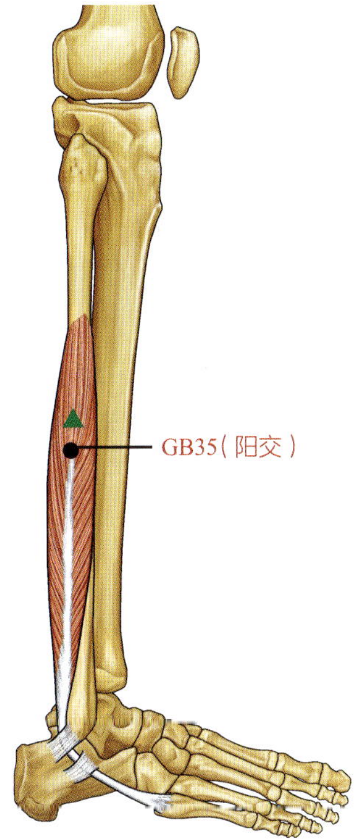

图 9-4　腓骨短肌运动点

【附注】

该肌起点为腓骨外侧面中下 1/3 至腓骨尖，止点为第 5 跖骨基底粗隆。

五、第三腓骨肌（Peroneus tertius）

【主要作用】

背屈踝关节，使足外翻。

【神经支配】

腓深神经（L_4~S_2，骶丛，坐骨神经分支-腓总神经的终末支之一）。

【运动点定位与针刺方法】

1. 定位 位于解溪（ST41）穴直上 2~3 寸，外侧旁开 1 寸处（图 9-5）（解溪穴在足背踝关节横纹中央凹陷处，当踇长伸肌腱与趾长伸肌腱之间。译者注）。

2. 针刺操作 垂直刺法，刺入深度 0.5~1 英寸（1.3~2.5cm）。

【运动点主治】

踝关节扭伤，沿足部胃经分布区域的疼痛，如莫顿神经瘤（足部趾间神经的增生性病变，常见于第 3~4 趾间隙。译者注）或跖骨应力性骨折。

【拮抗肌】

腓肠肌、比目鱼肌、胫骨后肌、腓骨长肌、腓骨短肌、胫骨前肌和踇长伸肌。

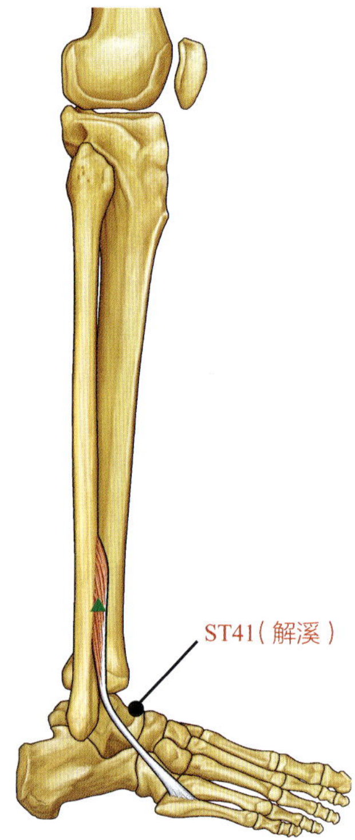

图 9-5 第三腓骨肌运动点

【相关的华佗夹脊穴】

相应夹脊穴位置（在脊椎旁）与 L_4、L_5 脊神经节段水平及上髎、次髎穴相对应。用垂直刺法，刺入深度 0.5~1.5 英寸（1.3~3.8cm）。

【附注】

该肌起点为腓骨下 1/3 前缘及邻近骨间膜，止点为第 5 跖骨基底背侧。

六、腓肠肌（Gastrocnemius）

【主要作用】

跖屈踝关节，屈膝关节。

【神经支配】

胫神经（L_5~S_2，骶丛，坐骨神经分支之一）。

【运动点定位与针刺方法】

1. 定位　包括内侧头与外侧头 2 个运动点（图 9-6）。

第 1 运动点即内侧头运动点：位于阴谷（K10）穴下 3~4 寸。

第 2 运动点即外侧头运动点：位于委阳（UB39）穴下 2~3 寸。

2. 针刺操作　均垂直刺法，刺入深度 0.5~1 英寸（1.3~2.5cm）。

【运动点主治】

腓肠肌劳损，阿基里斯腱病（跟腱附着点的病变，或跟腱因急性或慢

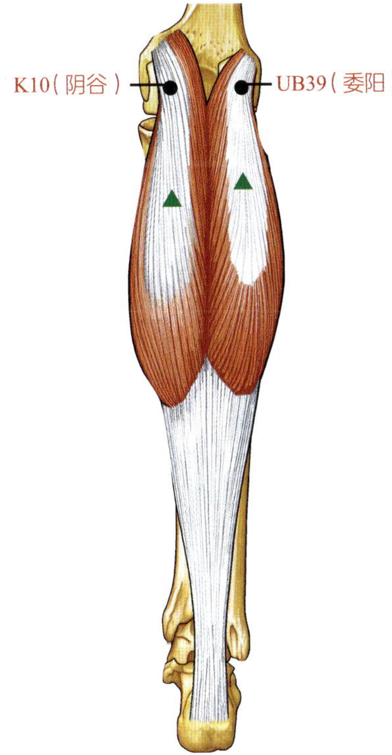

图 9-6　腓肠肌运动点

性损伤而出现疼痛等症状，也称为跟腱病)，膝后部疼痛如腓肠肌上部纤维劳损。

【拮抗肌】

胫骨前肌、第三腓骨肌、踇长伸肌和趾长伸肌。

【相关的华佗夹脊穴】

相应夹脊穴位置(在脊椎旁)与 L_5 脊神经节段水平及上髎、次髎穴相对应。用垂直刺法，刺入深度 0.5~1.5 英寸(1.3~3.8cm)。

【附注】

该肌分内、外侧头，起点分别为股骨内、外侧髁后方，止点为跟骨结节。

七、比目鱼肌(Soleus)

【主要作用】

跖屈踝关节。

【神经支配】

胫神经(L_5~S_2，骶丛，坐骨神经的终末分支之一)。

【运动点定位与针刺方法】

1. 定位 共有 3 个运动点(图 9-7)。

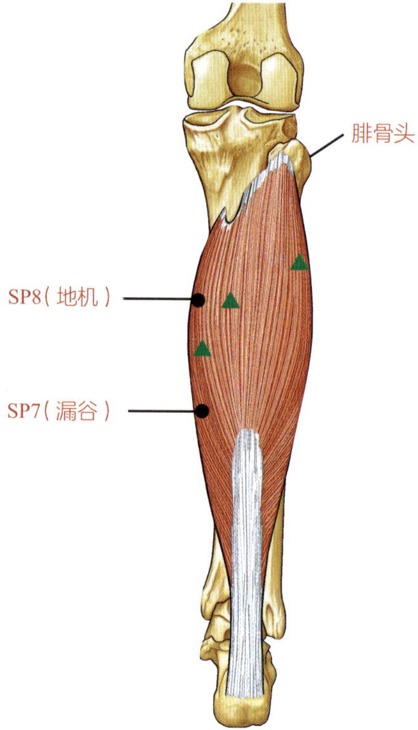

图 9-7 比目鱼肌运动点

第 1 运动点：位于腓骨后缘，腓骨头下 3 寸处。

第 2 运动点：位于地机（SP8）穴后 1 寸处（地机穴位于小腿内侧，内踝尖与阴陵泉穴连线上，阴陵泉穴下 3 寸。阴陵泉穴在胫骨内侧髁下方凹陷中。译者注）。

第 3 运动点：位于漏谷（SP7）穴与地机（SP8）穴之间连线的中点处（漏谷穴位于小腿内侧，当内踝尖与阴陵泉穴的连线上，内踝尖上方 6 寸，胫骨内侧缘后方处。译者注）。

2. 针刺操作 均垂直刺法，刺入深度 0.5~1 英寸（1.3~2.5cm）。

【运动点主治】

比目鱼肌劳损和阿基里斯腱病（跟腱附着点病变）。

【拮抗肌】

胫骨前肌、第三腓骨肌、踇长伸肌和趾长伸肌。

【相关的华佗夹脊穴】

相应夹脊穴位置（在脊椎旁）与 L_5 脊神经节段水平及上髎、次髎穴相对应。用垂直刺法，刺入深度 0.5~1.5 英寸（1.3~3.8cm）。

【附注】

该肌起点为胫骨近端后侧的比目鱼肌线、腓骨头及腓骨上 1/3 后缘，止点为跟骨结节。

八、踇长屈肌(Flexor hallucis longus)

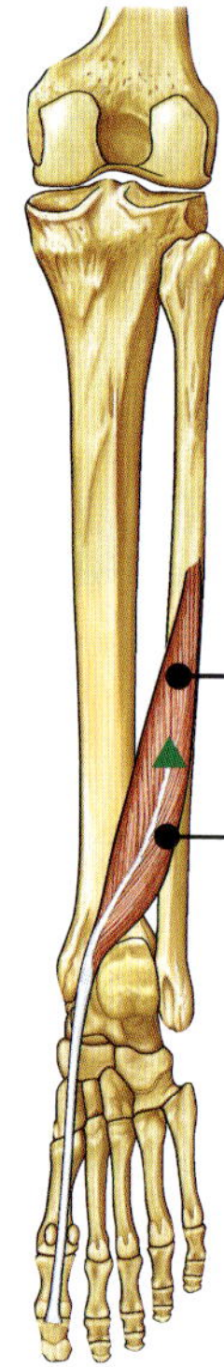

图 9-8　踇长屈肌运动点

【主要作用】

屈大足趾,跖屈踝关节,使足外翻。

【神经支配】

胫神经(L_5~S_2,骶丛,坐骨神经终末分支之一)。

【运动点定位与针刺方法】

1. 定位　位于跗阳(UB59)穴与飞扬(UB58)穴之间连线的中点处(图 9-8)(跗阳穴位于小腿后外侧,在外踝尖与跟腱的水平连线之中点直上 3 寸,当腓骨后缘处。飞扬穴位于小腿后外侧,在昆仑穴直上 7 寸,腓骨与跟腱之间处。昆仑穴位于外踝后侧,在外踝尖与跟腱之间的凹陷中。译者注)。

2. 针刺操作　垂直刺法,刺入深度 0.5~1 英寸(1.3~2.5cm)。

【运动点主治】

踇长屈肌劳损和肌腱病。

【拮抗肌】

踇长伸肌、趾长伸肌、胫骨前肌、腓骨(长、短)肌及第三腓骨肌。

【相关的华佗夹脊穴】

相应夹脊穴位置(在脊椎旁)与 L_5 脊神经节段水平及上髎、次髎穴相对应。用垂直刺法，刺入深度 0.5~1.5 英寸（1.3~3.8cm）。

【附注】

该肌起点为腓骨后表面的下 2/3，止点为踇趾远端趾骨底。

九、趾长伸肌（Extensor digitorum longus）

【主要作用】

伸展跖趾关节。

【神经支配】

腓深神经（L_4~S_2，骶丛，坐骨神经分支腓总神经终末支之一）。

【运动点定位与针刺方法】

1. 定位　位于丰隆（ST40）穴上方 1 寸，外侧 0.5~1 寸处（图 9-9）（丰隆穴位于小腿前外侧，在外踝尖上 8 寸，条口外 1 寸处，距胫骨前缘二横指。条口穴位于小腿外侧，犊鼻穴下 8 寸处，犊鼻与解溪连线上。译者注）。

2. 针刺操作　垂直刺法，刺入深度 1 英寸（约 2.5cm）。

【运动点主治】

趾长伸肌劳损和肌腱病变。

【拮抗肌】

趾短屈肌和趾长屈肌。

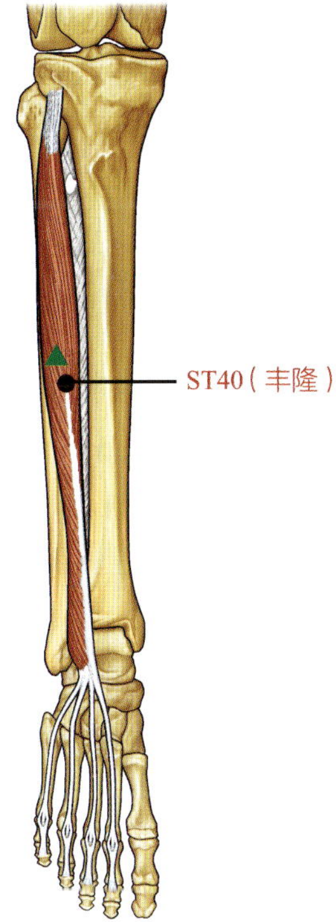

图 9-9　趾长伸肌运动点

【相关的华佗夹脊穴】

相应夹脊穴位置(在脊椎旁)与 L_4、L_5 脊神经节段水平及上髎、次髎穴相对应。用垂直刺法,刺入深度 0.5~1.5 英寸(1.3~3.8cm)。

【附注】

该肌起点为胫骨外侧髁、腓骨前侧上 2/3 及骨间膜表面,止点为第 2~5 趾的远节和中节趾骨基底。

十、踇长伸肌(Extensor hallucis longus)

【主要作用】

伸跖趾关节和大踇趾趾间关节。

【神经支配】

腓深神经(L_5~S_1,骶丛,坐骨神经分支腓总神经的终末支之一)。

【运动点定位与针刺方法】

1. **定位**　位于丰隆(ST40)穴下 3 寸处(图 9-10)。
2. **针刺操作**　垂直刺法,刺入深度 1 英寸(约 2.5cm)。

【运动点主治】

踇长伸肌劳损和肌腱病变。

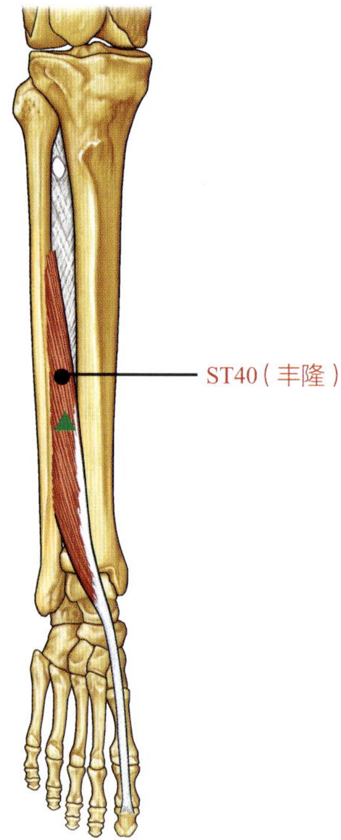

图 9-10　踇长伸肌运动点

【拮抗肌】

踇长屈肌。

【相关的华佗夹脊穴】

相应夹脊穴位置（在脊椎旁）与 L_5 脊神经节段水平及上髎（UB31）穴相对应。用垂直刺法，刺入深度 0.5~1.5 英寸（1.3~3.8cm）。

【附注】

该肌起点为腓骨中下 1/3 前缘及邻近的骨间膜，止点为踇趾末节趾骨基底部的背侧。

十一、趾长屈肌（Flexor digitorum longus）

【主要作用】

屈第 2~5 趾的跖趾关节和趾间关节。

【神经支配】

胫神经（L_4~S_2，骶丛，坐骨神经分支）。

【运动点定位与针刺方法】

1. **定位**　位于漏谷（SP7）穴处（图 9-11）。
2. **针刺操作**　垂直刺法，刺入深度 1 英寸（约 2.5cm）。

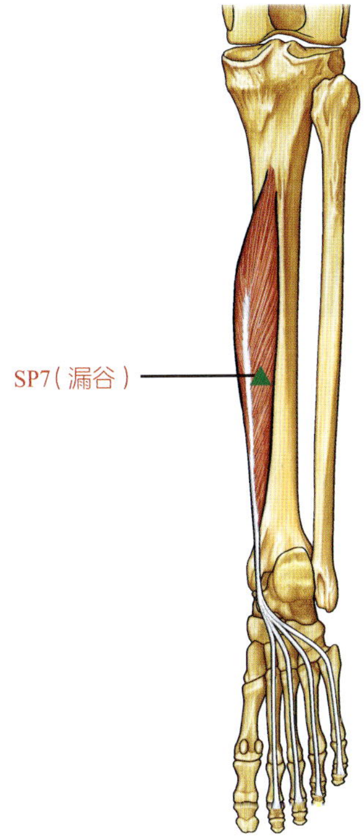

图 9-11　趾长屈肌运动点

【运动点主治】

趾长屈肌劳损和肌腱病变。

○ 漏谷(SP7)穴传统上用于健脾、化湿、消肿。

【拮抗肌】

趾长伸肌。

【相关的华佗夹脊穴】

相应夹脊穴位置(在脊椎旁)与 L_4、L_5 脊神经节段水平及上髎、次髎穴相对应。用垂直刺法,刺入深度 0.5~1.5 英寸(1.3~3.8cm)。

【附注】

该肌起点为胫骨后侧中 1/3 及骨间膜,止点为第 2~5 趾远节趾骨底。

十二、踇长展肌(Abductor hallucis longus)

【主要作用】

外展和屈曲大足趾。

【神经支配】

胫神经(L_4~S_1,骶丛,坐骨神经终末分支之一)。

【运动点定位与针刺方法】

1. **定位**　位于然谷(K2)穴处(图 9-12)(然谷穴位于内踝前下方,足舟骨粗隆下缘凹陷处。译者注)。

2. 针刺操作　垂直刺法，刺入深度 0.5~0.75 英寸（1.3~1.9cm）。

【运动点主治】

足弓内侧疼痛，足底筋膜炎，籽骨炎（籽骨为一些位于肌腱或韧带内的卵圆形结节状的小骨块，直径大多只有几毫米，但髌骨则例外，是全身最大的籽骨。籽骨炎是运动损伤的一种，最常见于大足趾损伤。这是因为足部前端在快速跑跳运动、登山或者长途步行时反复承受压力，使大足趾中两根细小的籽骨发炎。译者注），第 1 跖趾关节疼痛或损伤，如关节炎、蹈外翻、草皮趾（一种与第 1 跖趾关节相关的损伤，特别是指在人工草皮上运动时发生的损伤，通常是由于第 1 跖趾关节过度背伸所造成。译者注）。

○ 然谷（K2）穴传统上用于补肾和清虚热。

【拮抗肌】

蹈内收肌、蹈短伸肌和蹈长伸肌。

【相关的华佗夹脊穴】

相应夹脊穴位置（在脊椎旁）与 L_4、L_5 脊神经节段水平及上髎穴相对应。用垂直刺法，刺入深度 0.5~1.5 英寸（1.3~3.8cm）。

【附注】

该肌起点为跟骨结节、足舟骨，止点为蹈趾近端趾骨底内侧。

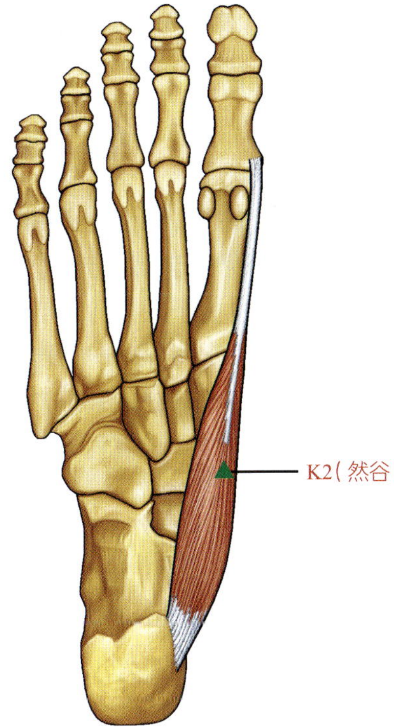

图 9-12　蹈长展肌运动点

十三、趾短屈肌(Flexor digitorum brevis)

【主要作用】

屈曲第 2 至第 5 足趾。

【神经支配】

胫神经(L_4~S_1,骶丛,坐骨神经终末分支之一)。

【运动点定位与针刺方法】

1. 定位 位于跟骨前缘与涌泉(K1)穴之间连线的中点处(图 9-13)(涌泉穴位于足底部,足趾跖屈时,足底前 1/3 凹陷处,约当足底第 2、3 跖趾缝纹头端与足跟连线的前 1/3 与后 2/3 交点处。译者注)。

2. 针刺操作 垂直刺法,刺入深度 0.5~0.75 英寸(1.3~1.9cm)。

【运动点主治】

趾短屈肌的劳损和痉挛。

【拮抗肌】

趾长伸肌和趾短伸肌。

【相关的华佗夹脊穴】

相应夹脊穴位置(在脊椎旁)与 L_4、L_5 脊神经节段水平及上髎穴相对应。用垂直刺法,刺入深度 0.5~1.5 英寸(1.3~3.8cm)。

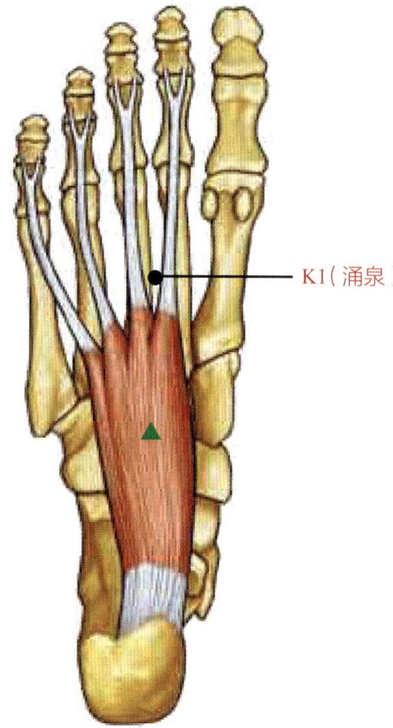

图 9-13 趾短屈肌运动点

【附注】

该肌起点为跟骨结节、足底腱膜及邻近的肌间隔，止点为第 2 至第 5 脚趾的中节趾骨。

十四、蹞短屈肌（Flexor hallucis brevis）

【主要作用】

外展和屈曲大足趾。

【神经支配】

胫神经（L_4~S_1，骶丛，坐骨神经终末分支之一）。

【运动点定位与针刺方法】

1. 定位　在足底面，太白（SP3）穴与公孙（SP4）穴之间连线的中点处（图 9-14）（太白穴位于足大趾内侧缘，第 1 跖趾关节近端赤白肉际凹陷处。公孙穴位于足内侧缘，当第 1 跖骨基底的前下方，赤白肉际处。译者注）。

2. 针刺操作　垂直刺法，刺入深度 0.5~0.75 英寸（1.3~1.9cm）。

【运动点主治】

足弓内侧疼痛，蹞短屈肌痉挛或拉伤，足底筋膜炎，第 1 跖趾关节的疼痛或损伤，如草皮趾和蹞外翻。

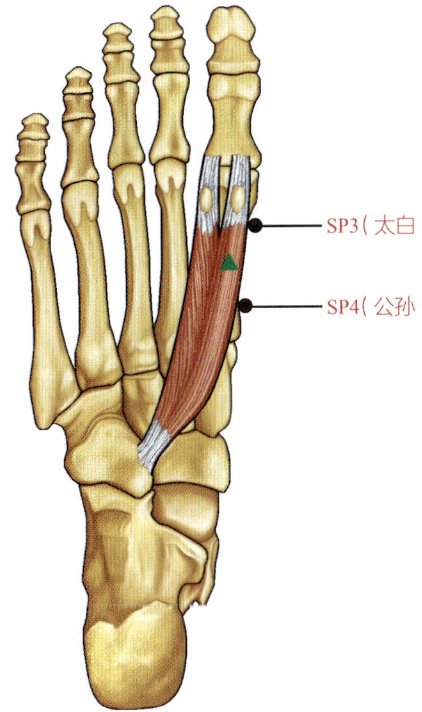

图 9-14　蹞短屈肌运动点

【拮抗肌】

踇长伸肌。

【相关的华佗夹脊穴】

相应夹脊穴位置(在脊椎旁)与 L_4、L_5 脊神经节段水平及上髎穴相对应。用垂直刺法,刺入深度 0.5~1.5 英寸(1.3~3.8cm)。

【附注】

该肌起点为骰骨足底面内侧部、外侧楔骨邻近部分及胫骨后肌肌腱;止点分内外侧部,内侧部为踇趾近端趾骨底内侧,外侧部为踇趾近端趾骨底外侧。

十五、小趾展肌(Abductor digiti minimi)

【主要作用】

外展第 5 趾。

【神经支配】

足底外侧神经(L_5~S_2,骶丛,坐骨神经分支胫神经在足部的终末分支之一)。

【运动点定位与针刺方法】

1. **定位** 位于第 5 跖骨头的足底面,距京骨(UB64)穴 0.5~1 寸处(图 9-15)(京骨穴位于足外侧,第 5 跖骨粗隆下方,赤白肉际处。译者注)。

2. **针刺操作** 垂直刺法,刺入深度 0.5~0.75 英寸(1.3~1.9cm)。

【运动点主治】

小趾展肌痉挛和劳损。

【拮抗肌】

骨间足底肌。

【相关的华佗夹脊穴】

相应夹脊穴位置（在脊椎旁）与 L_5 脊神经节段水平及上髎、次髎穴相对应。用垂直刺法，刺入深度 0.5~1.5 英寸（1.3~3.8cm）。

【附注】

该肌起点为跟结节及跖腱膜，止点为第 5 趾近节趾骨基底部。

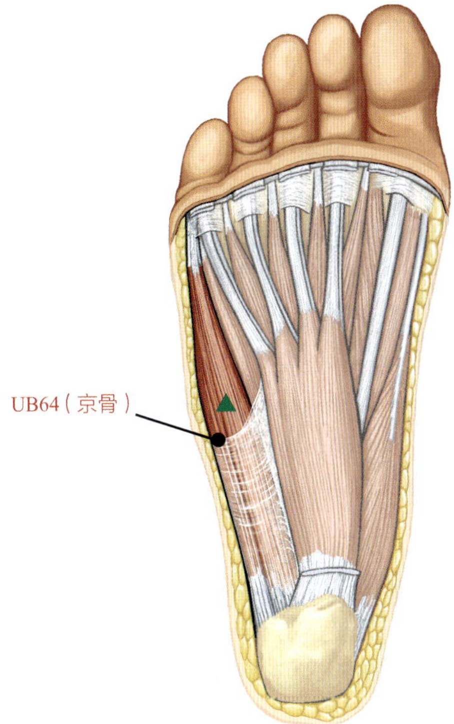

图 9-15　小趾展肌运动点

十六、小趾短屈肌（Flexor digiti minimi brevis）

【主要作用】

屈第 5 趾的趾间关节。

【神经支配】

足底外侧神经（L_5~S_2，骶丛，坐骨神经分支胫神经在足部的终末分支之一）。

【运动点定位与针刺方法】

1. **定位**　位于足底面，京骨（UB64）穴与束骨（UB65）穴之间连线的中点，足部膀胱经线的内侧约 1 寸处（图 9-16）（束骨穴位于第 5 跖骨小头的后缘，赤白肉际处，小趾外展肌下方。译者注）。

2. 针刺操作 垂直刺法，刺入深度 0.5~0.75 英寸（1.3~1.9cm）。

【运动点主治】

小趾短屈肌痉挛与劳损。

【拮抗肌】

趾长伸肌。

【相关的华佗夹脊穴】

相应夹脊穴位置（在脊椎旁）与 L_5 脊神经节段水平及上髎、次髎穴相对应。用垂直刺法，刺入深度 0.5~1.5 英寸（1.3~3.8cm）。

【附注】

该肌起点为第 5 跖骨底部掌侧面，止点为第 5 趾近节趾骨基底内侧部。

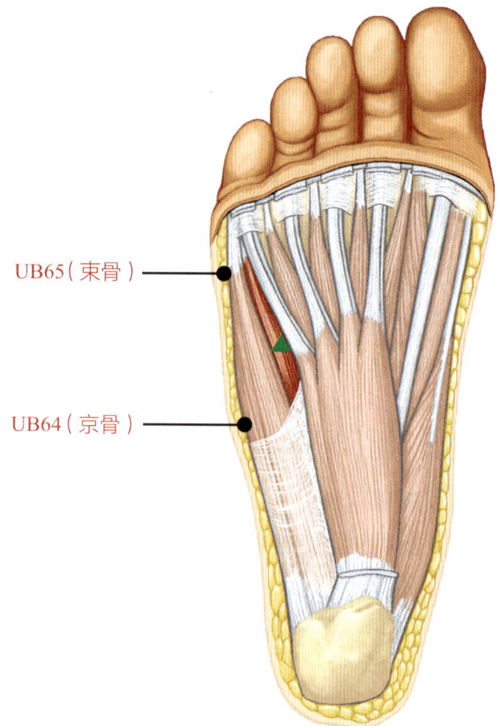

图 9-16 小趾短屈肌运动点

十七、骨间背侧肌（Dorsal interossei）

【主要作用】

外展第 2~4 足趾。

【神经支配】

足底外侧神经（L_5~S_2，骶丛，坐骨神经分支胫神经在足部的终末分支之一）。

【运动点定位与针刺方法】

1. 定位　骨间背侧肌共有 4 块肌肉，每块肌肉由两个头组成，它们分别起自相邻跖骨的邻近侧面，因此，每块肌肉的两个头上各有一个运动点（图 9-17）。

运动点大约分布在距离相应穴位[行间（LIV2）穴、陷谷（ST43）穴和侠溪（GB43）穴]的近端 0.5~1 寸处（行间穴位于足背侧第 1、2 趾间，趾蹼缘上方纹头处。陷谷穴位于足背侧第 2、3 跖骨结合部前方，第 2、3 跖趾关节近端凹陷中。侠溪穴位于足背侧第 4、5 趾间，趾蹼缘后方赤白肉际处。译者注）。

2. 针刺操作　斜刺法，分别从足背面斜针刺入每块跖骨之间的骨间肌肌腹内，进针深度 0.5 英寸（约 1.3cm），使（每块肌肉的两

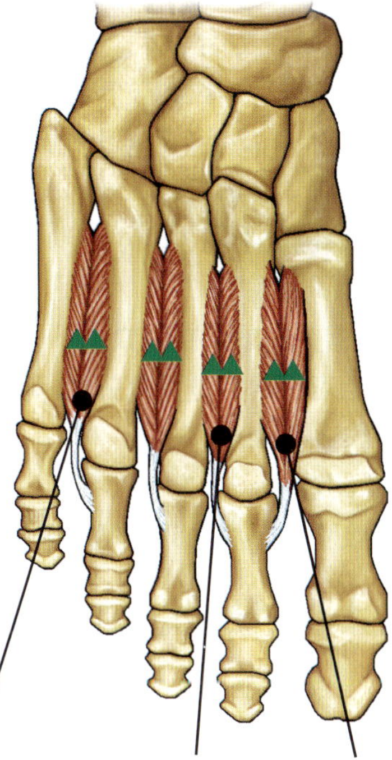

图 9-17　骨间背侧肌运动点

个头内的针具）针体呈十字交叉型分布。

【运动点主治】

跖趾关节与跖跗关节、前足（指足部从跖骨到趾骨的区域。译者注）与足趾的疼痛，如莫顿神经瘤、跖骨应力性骨折、跖痛症（是一种由长期负重、过度挤压或摩擦导致足底前部，特别是跖骨头下方区域的疼痛性疾病。这种疼痛可能表现为在行走或站立时加剧，甚至在不走路时也会感到疼痛。译者注），以及踇趾外翻。

【拮抗肌】

骨间足底肌。

【相关的华佗夹脊穴】

相应夹脊穴位置（在脊椎旁）与 L_5 脊神经节段水平及上髎、次髎穴相对应。用垂直刺法，刺入深度 0.5~1.5 英寸（1.3~3.8cm）。

【附注】

该肌的起点为跖骨相对缘（相邻掌骨干的相对面），止点为第 2~4 近节趾骨底和趾背腱膜。

十八、骨间足底肌（Plantar interossei）

【主要作用】

内收第 3~5 足趾。

【神经支配】

足底外侧神经（L_5~S_2，骶丛，坐骨神经分支胫神经在足部的终末分支之一）。

【运动点定位与针刺方法】

1. 定位　由于骨间足底肌位于第 2 和第 5 趾之间的骨间背侧肌深处（图 9-18），因此，二者的运动点位置相重叠（除了行间穴上端的运动点外，因为在蹋趾和第 2 趾之间没有骨间足底肌）。

用于针刺骨间背侧肌（运动点）的斜刺法同样可影响到骨间足底肌（的运动点）。

2. 针刺操作　斜刺法。由于骨间足底肌由三块肌肉组成，影响骨间足底肌的三根针具将比骨间背侧肌刺入的深度略深，每根针刺入 0.5~0.75 英寸（1.3~1.9cm）。

在第 2 至第 3 趾之间，针从第 2 足趾的边缘向第 3 趾刺入较深的深度。

在第 3 至第 4 趾之间，针从第 3 趾边缘向第 4 趾方向刺入较深的深度。

在第 4 至第 5 趾之间，针从第 4 趾边缘向第 5 趾方向刺入较深的深度。

【运动点主治】

跖趾关节、前足和足趾的疼痛，如莫顿神经瘤、跖骨应力性骨折、跖痛症，以及蹋趾外翻。

【拮抗肌】

骨间背侧肌。

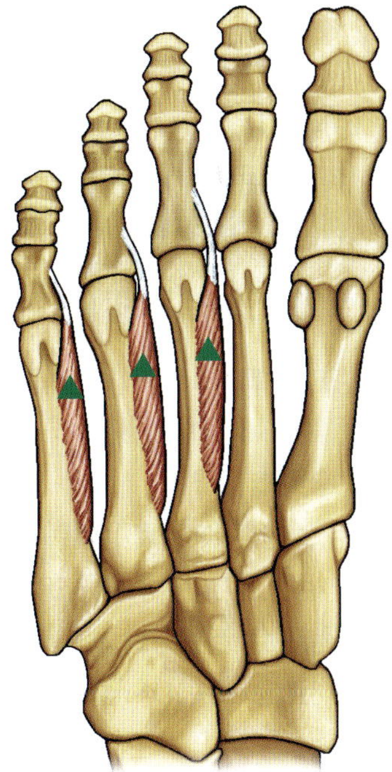

图 9-18　骨间足底肌运动点

【相关的华佗夹脊穴】

相应夹脊穴位置(在脊椎旁)与 L_5 脊神经节段水平及上髎、次髎穴相对应。用垂直刺法,刺入深度 0.5~1.5 英寸(1.3~3.8cm)。

【附注】

该肌起点为相邻跖骨的近端基底部和跖横韧带,止点为第 2~5 趾的近节趾骨基底,部分肌束与屈肌腱鞘相连。

十九、足蚓状肌(Lumbricals)

【主要作用】

屈第 2~5 趾的跖趾关节。

【神经支配】

足底内侧神经和足底外侧神经(L_5~S_2,骶丛,坐骨神经分支胫神经在足部的终末分支)。

【运动点定位与针刺方法】

1. 定位 共 4 个运动点。

分别位于第 1 至第 5 跖骨之间的足底面,均分布在太白(SP3)穴和束骨(UB65)穴的连线上(图 9-19)(太白穴位于第一跖骨小头后缘,赤白肉际凹陷处。译者注)。

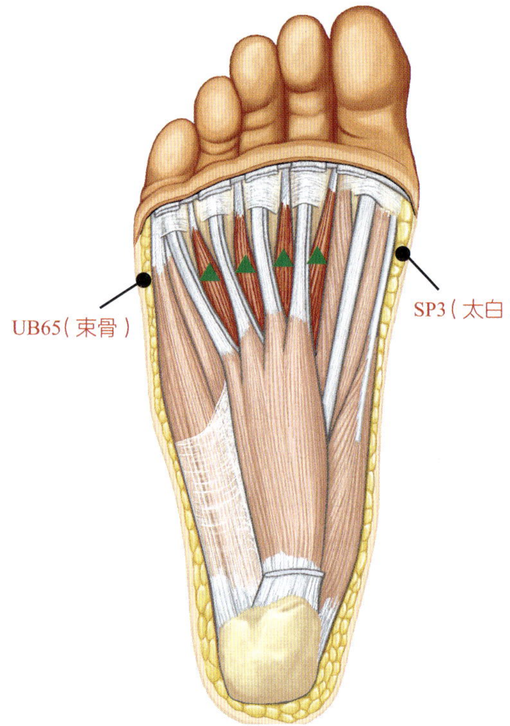

图 9-19 足蚓状肌运动点

2. 针刺操作　均垂直刺法，刺入深度 0.5~1 英寸(1.3~2.5cm)。

另一种针刺方法是，采用斜刺法，从经外奇穴八风穴刺入，针尖朝着足底方向稍倾斜，进针 1~1.5 英寸(2.5~3.8cm)。进针时用力分开并压住跖趾关节，有助于八风穴的进针操作(八风穴位于第 1~5 趾之间，趾蹼缘后赤白肉际处，一侧 4 穴，共 8 穴。译者注)。

【运动点主治】

跖趾关节、前足和足趾的疼痛，如莫顿神经瘤、跖骨应力性骨折、跖痛症，以及踇趾外翻。

【拮抗肌】

趾长伸肌。

【相关的华佗夹脊穴】

相应夹脊穴位置(在脊椎旁)与 L_5 脊神经节段水平及上髎、次髎穴相对应。用垂直刺法，刺入深度 0.5~1.5 英寸(1.3~3.8cm)。

【附注】

该肌起点为趾长屈肌腱，止点为近节趾骨基底及趾背腱膜。

(刘佳琳、李自刚、魏晨曦、杨子宇 译，杜元灏 审校)

附录

一、经验性运动点

- **尺侧腕屈肌运动点**

经验性治疗作用：刺激该运动点可减轻曲垣（SI13）穴区域的疼痛，包括肩胛骨内上角处的肩胛提肌附着点部位的疼痛。（曲垣穴位于肩胛骨冈上窝内侧端，当臑俞与第2胸椎棘突连线的中点处。臑俞穴在臂内收时，当腋后纹头直上，肩胛冈下缘凹陷中。译者注）

- **臀大肌运动点**

经验性治疗作用：刺激双侧臀大肌运动点可缓解上颈部肌肉紧张。

- **臀中肌运动点1**

经验性治疗作用：刺激该运动点可缓解同侧肩井（GB21）穴部位的疼痛，并可缓解上斜方肌紧张。（肩井穴位于大椎穴与肩峰连线的中点。大椎穴位于后正中线上，第7颈椎棘突下凹陷中。译者注）

- **胸大肌（胸骨部）运动点**

经验性治疗作用：针灸该运动点可驱散胃寒。

- **胸大肌（锁骨部）运动点**

经验性治疗作用：此运动点可治疗因肝气郁滞所致的情志不舒。

- **梨状肌运动点**

经验性治疗作用：该运动点可缓解同侧天柱（UB10）穴区域的疼痛。（天柱穴位于后发际正中直上 0.5 寸，旁开 1.3 寸处，当斜方肌外缘凹陷中。译者注）

- **大菱形肌运动点**

经验性治疗作用：该运动点可缓解身体的拘紧感，并可减轻由肝气郁滞引起的消化不适症状（通常指因消化功能异常引发的一系列腹部不适症状，如腹胀、腹痛、胃灼热、恶心等，属于消化不良的常见表述术语。译者注）。

- **颞肌运动点**

经验性治疗作用：该运动点可缓解同侧肩井（GB21）穴区域的疼痛，并可减轻斜方肌上部的肌肉紧张。

- **大圆肌运动点**

经验性治疗作用：该运动点可缓解大肠经分布区域的疼痛，如肱骨外上髁炎、狄奎文氏综合征（De Quervain's syndrome）。

（杜元灏 译）

二、肌肉索引

B

N

Q

R

S

T

X

参考文献

1. Travell, JG, Simons, DG. *Myofascial Pain and Dysfunction: The Trigger Point Manual*. Vol 1. Baltimore: Williams & Wilkins, 1999:34, 76.
2. Baldry, PE, *Acupuncture, Trigger Points and Musculoskeletal Pain*. 2nd ed. New York: Churchill Livingstone, 1993:75.
3. Gunn, CC, Milbrandt, WE. "Utilizing trigger points." *The Osteopathic Physician*. 1977 March;42:29.
4. Callison, M. "The Effect of Motor Point Needling on Painful Shoulder Conditions: Range of Motion and Manual Muscle Testing." [unpublished] 1997.
5. Spiritual Axis, ch. 47. In: O'Connor, J, Bensky, D. *Acupuncture: A Comprehensive Text*. Seattle: Eastland Press, 1981:113.
6. Martini, HH. *Fundamentals of Anatomy and Physiology*. 3rd ed. New Jersey: Prentice Hall, 1995:448.
7. Hollingshead, WH. *Anatomy for Surgeons: The Back and Limbs*. 2nd ed. New York: Harper & Row, 1992:30.
8. Kandel, E, Scwartz, J, Jessell, T. *Principles of Neural Science*. 3rd ed. Connecticut: Appleton & Lange, 1991:566.
9. Tyldesley, B, Grieve, J. *Muscles, Nerves and Movement: In Human Occupation*. New York: Churchill Livingstone, 2001:39.
10. Martini, HH. *Fundamentals of Anatomy and Physiology*. 3rd ed. New Jersey: Prentice Hall, 1995:439.
11. Korr, IM. "Proprioceptors and somatic dysfunction." *J Am Osteopath Assoc*. 1975;74:640-649.
12. Osternig LR, Robertson R., Troxel R., Hansen M. "Muscle activation during proprioceptive neuromuscular facilitation (PNF) stretching techniques." *Am J Phys Med*. 1987;66:298-299.
13. Basmajian J, Deluca C. *Muscles Alive: Their Functions Revealed by Electromyography*. Baltimore: Williams & Wilkins, 1985:273.
14. Calliet, R. *Soft Tissue Pain and Disability*. 3rd ed. Philadelphia: F.A. Davis, 1996:522.
15. Young, A, Stokes, M, Iles, JF: "Effects of joint pathology on muscle." *Clin Orthop*. 1997 June;219: 21-27.
16. O'Connor, J, Bensky, D. *Acupuncture: A Comprehensive Text*. Seattle: Eastland Press, 1981:217.
17. Coers, C. "Les Variations Structurelles Normalles et Pathologiques de la Jonction Neuromuscularie." *Acta Neur. Psychiatr., Belg*. 1955;55:741.
18. Goodgold, J, Eberstein, A. *Electrodiagnosis of Neuromuscular Disease*. Baltimore: Williams & Wilkins, 1972:13-18.
19. Travell, JG, Simons, DG. *Myofascial Pain and Dysfunction: The Trigger Point Manual*. Vol 1. Baltimore: Williams & Wilkins, 1999:21.
20. Fitzgerald, MJT. *Neuroanatomy: Basic and Clinical*. 3rd ed. Philadelphia: WB Saunders 1997:70.